Sophie Matkovits &
Brigitte Lenhard-Backhaus

Hunger auf Leben

Sophie Matkovits &
Brigitte Lenhard-Backhaus

HUNGER AUF LEBEN

Wie mir die Befreiung aus meiner Essstörung gelungen ist

KNEIPP
VERLAG WIEN

Inhalt

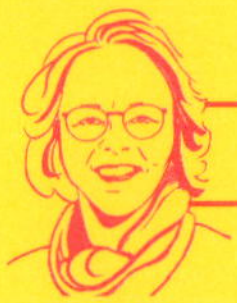

→ Fragen an Brigitte

Wir schreiben dieses Buch für Menschen, die an einer Essstörung leiden, um ihnen Mut zu machen, diese Essstörung als ernst zu nehmende Krankheit zu erkennen und zu akzeptieren. Professionelle Hilfe in Anspruch zu nehmen ist wichtig, um zu genesen und zu einem gesunden, selbstbestimmten Leben zu finden.

Wir schreiben dieses Buch auch für Eltern und Angehörige von Betroffenen, um sie in diesem belastenden, herausfordernden, aber oftmals auch notwendigen (im wahrsten Sinne des Wortes) Veränderungsprozess, den so eine Erkrankung mit sich bringt, zu unterstützen.

Wir schreiben dieses Buch gemeinsam, einerseits aus der Sicht einer ehemals Betroffenen – Sophie erkrankte mit 19 Jahren an Anorexia nervosa (Magersucht) –, andererseits aus der Sicht von Brigitte, die Sophie gemeinsam mit dem Behandlungsteam von „intakt Therapiezentrum für Menschen mit Essstörungen" in Wien betreut hat.

In ihrer Leitungsfunktion führt Brigitte seit Jahren Erst- und Beratungsgespräche mit an einer Essstörung erkrankten Menschen, die im Therapiezentrum behandelt werden wollen. Auch leitet sie seit vielen Jahren die Eltern- und Angehörigenabende, um Eltern, Geschwistern, Partner:innen und auch Freund:innen einen Raum zu geben, in dem sie mit ihren Sorgen, Ängsten oder Schuldgefühlen gehört werden, Antworten auf Fragen bekommen, sich austauschen und sich so unter Umständen neue Wege und andere Perspektiven auftun können.

Sophies Geschichte steht exemplarisch für viele andere Geschichten. Sie soll Einblicke in die Denkweisen und Emotionen einer jungen, erkrankten Frau geben. Diese Jugendlichkeit spiegelt sich auch in ihrer Sprache wider.

Dazwischen gibt es immer wieder Reflexionen aus dem Jetzt, von der gesunden Sophie. Brigitte bezieht sich in ihren Fragen und Antworten auf Sophies Geschichte und objektiviert die von ihrer Gesprächspartnerin aufgeworfenen Themen.

Uns ist wichtig zu betonen, dass es sich um kein Fachbuch handelt, sondern um eines aus der Praxis. Eines mit viel gelebter Erfahrung, gepaart mit einer ordentlichen Portion Mut sowie schonungsloser Offenheit.

Vorwiegend geht es in diesem Buch um die Magersucht, eine Erkrankung, die durch einen absichtlich selbst herbeigeführten und aufrechterhaltenen Gewichtsverlust charakterisiert ist und an der vor allem junge Menschen erkranken. Aber es wird auch immer wieder auf bulimisches Verhalten eingegangen, das mit wiederholten Anfällen von Essattacken, die mit Erbrechen, übertriebenem Bewegungsdrang oder Abführmittelmissbrauch kompensiert werden, beschrieben wird. Ergänzend dazu gibt es auch die Binge-Eating-Störung. Dabei werden bei Essanfällen unterschiedlich große Mengen an Nahrungsmitteln schnell, oft wahllos durcheinander und ruhelos bis zu einem unangenehmen Völlegefühl verzehrt.

Wir stehen seit einigen Jahren in regelmäßigem Austausch und haben kurz vor der Corona-Pandemie beschlossen, dieses Buch zu schreiben.

Denn in erschreckendem Ausmaß ist gestörtes Essverhalten nicht nur bei Jugendlichen, sondern auch bei vielen Erwachsenen ein belastendes, allerdings sehr tabuisiertes Thema.

Seit Ausbruch der Pandemie und den damit verbundenen Maßnahmen wie Lockdowns und Schulschließungen haben Essstörungen drastisch zugenommen. Sie sind noch sichtbarer geworden und und die Belastungen in sehr vielen Familien fast unerträglich. Besonders die Handlungsfreiheit der Erkrankten und Betroffenen wird durch Essstörungen stark eingeschränkt, was zu einer sinkenden Lebensfreude führt. Dazu kommt der oft unreflektierte Umgang mit den sozialen Medien, der die Situationen weiter verschlimmert.

Dem wollen wir entgegenwirken. Wir wollen Menschen bestärken, den Mut und die notwendige Kraft zur Veränderung zu finden.

In diesem Sinn: Raus aus der Enge, rein in die Fülle des Lebens!

Sophie & Brigitte

Mut für den 1. Schritt.

Zwei Buchstaben für eine lange Reise.

Ein grauer Wiener Wintermorgen, es ist ein Mittwoch, kurz vor elf Uhr. Ich drücke auf den Türöffner neben dem Schild „intakt Therapiezentrum für Menschen mit Essstörungen" und höre das Surren der Eingangstür. Nach wenigen Schritten komme ich in ein Stiegenhaus mit einem alten Lift, der mit Holzschnitzereien und einem Sitzplätzchen ausgestattet ist.

Ich wähle bewusst die Stiegen, schließlich muss ich so viele Kalorien wie möglich verbrennen. Da kommt jede Treppenstufe sehr gelegen.

Bereits nach dem ersten Halbstock brennen meine Oberschenkel, mein Atem wird lauter. Als ich den Schmerz spüre, denke ich schnell, ganz automatisch an meine letzten Mahlzeiten, was ich heute Morgen gefrühstückt habe, was ich gestern zu viel gegessen habe und wofür ich mich schließlich bestrafen sollte. Erster Stock geschafft.

Zweiter Stock. Es tut so weh, mein mit Unibüchern vollgestopfter Rucksack wird immer schwerer. Doch der Lift ist keine Option. Ich denke daran, dass ich das vergangene Wochenende zu wenig Sport gemacht habe.

Dritter Stock. Das Brennen weicht einem krampfartigen Ziehen in meinen Oberschenkeln. „Komm, Sophie! Du bist heute nur gesessen und seit Tagen zeigt deine Waage dasselbe Gewicht an!“

Vierter Stock. Endlich. Ich bin da und mein Herz rast. Nicht nur, weil ich außer Atem bin, sondern weil gleich meine erste Therapiestunde mit Brigitte beginnt.

Als ich das Wartezimmer betreten habe, war ich unheimlich nervös. Nach vielen ups and downs, einer misslungenen Psychotherapie und unzähligen Diskussionen sowie verzweifelten Gesprächen mit meinen Eltern machte ich also den ersten Schritt. Am Weg zum Therapiezentrum war das Hadern mit meinem kranken Ich groß. Zum einen wollte ich wieder glücklich werden, ein unbeschwertes Leben führen können, zum anderen wollte ich kein Gramm an Körpergewicht zunehmen, an den Mustern der Magersucht festhalten.

Im Wartezimmer also völlig erschöpft angekommen, saß ich zwischen einer unheimlich dünnen Frau mit Baby und einem, ich schätze, 13-jährigen Mädchen, dessen Hosen und Pulli auffallend weit waren. Eine andere, etwas stärkere Person saß uns gegenüber. Wir alle musterten uns gegenseitig. Es war offensichtlich, dass uns dieselben Gedanken durch den Kopf gingen. Wir verglichen uns gegenseitig, wollten so dünn wie die jeweils andere sein, rätselten, wer von welcher Art Essstörung betroffen sein und wie eine derart dünne Frau ein Kind zur Welt bringen konnte.

Nach wenigen Minuten kam Brigitte um die Ecke, rief meinen Namen. Ich folgte ihr in einen Raum mit großen Fenstern, zwei bequemen roten Sesseln sowie einem abstrakten, gelben Bild an der Wand.

Brigitte stellte sich kurz vor, erzählte mir von ihren wichtigsten Meilensteinen in ihrem Leben. Ich musste mich nicht mehr groß vorstellen, denn sie hatte schon die ersten Informationen aus einem Erstgespräch mit einer ihrer Kolleginnen. Wir kamen also schnell zur Sache und sie stellte mir gleich eine Frage:

„Was brauchst du, Sophie?"
„Ich will nicht mehr leben. Ich brauche Hilfe."

Ich schämte mich, blickte zu Boden und bemerkte, wie mein Körper zu zittern begann.

Nervös zupfte ich an meiner Nagelhaut. Nach einem kurzen Moment der Stille hörte ich Brigittes Stimme:

„Sophie, füge in den vorherigen Satz zwei Buchstaben ein. Füge in deinen Satz das Wort ‚so' ein. Es muss heißen: ‚Ich will so nicht mehr leben.' Und jetzt sag den Satz noch einmal."

Pause. Etwas ungläubig blickte ich zu Brigitte und merkte, wie mein Herz immer schneller schlug. Die ersten Tränen stiegen in meine Augen.

„Ich will *so* nicht mehr leben."

Die Gefühle überkamen mich. Ich schluchzte laut, all meine Trauer brach aus mir heraus.

„Was macht das mit dir, Sophie? Was ändert sich für dich?"

Dieser Satz machte mir unheimlich Mut. Ich fühlte mich plötzlich stark, mein Tunnelblick öffnete sich ein Stück weit und ich fühlte mich bereit, einen neuen Weg einzuschlagen. Einen Weg zu mir selbst, zu mehr Selbstliebe und Freiheit.

Ich merkte, dass ich es in der Hand hatte, nur ich bestimmen konnte, wie mein Leben weiterging.

Wenn ich heute daran denke, bekomme ich noch immer Gänsehaut und ein Gefühl

von unfassbarer Stärke befällt mich. Und das nur wegen zweier Buchstaben, eines kurzen, einfachen Wortes.

Zurückblickend kann ich sagen, dass dieser Dialog meine Welt veränderte. Hier begann meine Heilung, der Start in Richtung selbstbestimmtes Leben.

Brigitte und ich vereinbarten, dass wir uns wöchentlich sehen werden. Same time, same place.

Hätte ich damals gewusst, welche anstrengende Reise ich vor mir habe, hätte ich mich auf diesen „Deal“ wohl nicht eingelassen. Doch die Hoffnung, die Energie, die in dieser ersten Stunde freigemacht wurden, machten mir Mut.

Ich mach' mir die Welt.

Wie sie mir gefällt. In allen Farben und Schattierungen. Ohne Filter.

Die Matura 2010 in der Tasche, eine tolle Wohnung in einem hippen Wiener Bezirk bezogen, die ersten Eingangsprüfungen an der Uni bereits im Oktober, also bevor das Semester noch richtig losgehen sollte, absolviert.

Ich bin Teil einer Bilderbuch-Patchwork-Familie. Ich habe eine junge, zielstrebige Mama, die mit einem erfolgreichen Mann verheiratet ist. Meinen Stiefvater nenne ich Papa, schließlich sorgt er sich seit Jahren rührend um mich. Meine Eltern unterstützen mich auf all meinen Wegen, mir fehlt es ideell und materiell an nichts. Gleich nachdem ich nach Wien gezogen bin, wurde meine kleine, zuckersüße Schwester (ich weigere mich, sie Halbschwester zu nennen) geboren. Mit meinen Freunden entdecke ich das aufregende Wiener Nachtleben, mache viel Sport und engagiere mich ehrenamtlich.

Eigentlich perfekt. Oder?

Mein Social Media Account hat jedenfalls danach ausgesehen, schließlich konnte ich viele Fotos von lustigen Partys, gutem Essen, anstrengenden Basketball- und Lauftrainings sowie Sitzungsmarathons im Rahmen meiner jugendpolitischen Arbeit vorweisen.

Meine ersten erfolgreich absolvierten Prüfungen an der Uni, mein erster Job in einer renommierten Rechtsanwaltskanzlei und die Fotos meiner süßen Schwester haben das Profil perfekt aussehen lassen.

Scrolle ich heute durch die Bilder von damals, erkenne ich mich kaum wieder. Denn was man auf den Fotos sieht, ist nur die halbe Wahrheit. Was ich damals nicht gepostet habe, war das Ungefilterte. Die erste nicht geschaffte Uni-Prüfung, die Trennung von meinem damaligen Freund,

meine Sorgen und Ängste. Das echte Leben also. Das Nichtgelingen, das Scheitern. Das, was eigentlich zu einem ganz normalen Leben dazugehört, aber in der digitalen Welt zu selten Raum bekommt.

Zu dieser Zeit war vieles im Umbruch. Mein 18. Geburtstag, die Matura und das Umziehen nach Wien haben mir unfassbare Angst gemacht. In meinem Kopf musste ich nun erwachsen sein, auf meinen eigenen Beinen stehen. Wissen, was ich mit meinem Leben anfangen möchte, wohin die Reise gehen sollte. Auch wenn mir schier alle Türen offenstanden, ich also ganz à la Pippi Langstrumpf „mir die Welt, widdewidde wie sie mir gefällt“ machen konnte, wusste ich nicht weiter. Ich war ohne Plan und hatte Angst zu versagen. Oft hatte ich auch finanzielle Ängste, die Frage „Werde ich jemals den Lebensstandard, den ich aus meinem Elternhaus gewohnt bin, halten oder sogar überbieten können?“ stellte ich mir häufig.

Seit ich mich erinnern kann, bin ich eine ehrgeizige, willensstarke Persönlichkeit, die sich Ziele im Zweifel zu hochsteckt und Pläne schmiedet, um sie zu verfolgen. Erfolge nahm ich damals wahr – sie zu feiern, musste ich erst allmählich lernen.

Natürlich waren der Schulabschluss und der Beginn meines Studiums ein Ziel, das ich erreicht hatte, doch eigentlich verband ich mit meinem 18. Geburtstag ein viel höheres, aus heutiger Sicht unerreichbares Ziel.

Ich bin ein Scheidungskind. Meine Eltern haben sich getrennt, als ich etwa fünf Jahre alt war. Die ersten Jahre nach der Scheidung liefen gut, ich habe meinen Erzeuger, wie ich meinen leiblichen Vater heute bezeichne, regelmäßig an den Wochenenden besucht, wir haben täglich telefoniert und ich hatte regen Kontakt zu seinen Eltern sowie seinem Bruder. Doch nach einigen Jahren beschloss mein Erzeuger, dass er, wie er es formuliert hat, „ein neues Leben starten, eine neue Familie gründen und mit seinem alten Leben abschließen möchte". Zu diesem alten Leben zählte auch ich, ein zehnjähriges, unschuldiges Kind.

Als Kind konnte ich nicht verstehen, warum mein Papa (damals nannte ich meinen Erzeuger natürlich liebevoller) ging. Ich wuchs, so wie viele andere Kinder auch, mit dem romantischen Gedanken auf, dass Eltern die Konstante in einem Leben sind und dass diese einen bedingungslos lieben würden. Ich war das erste Scheidungskind in meiner kleinen burgenländischen Ortschaft und ich denke, dass ich einfach nicht verstand, was es bedeutete. Damals war mein Umfeld mit der Situation überfordert, meine Kindergartenpädagogin wusste beispielsweise nicht, wie sie mit mir am Vatertag umgehen sollte. Sollte ich ein Bild mit meinem Erzeuger oder meinem Großvater mütterlicherseits zeichnen? Ich entschied mich für ein Bild mit meinem Papa. Denn ich war als kleines Mädchen felsenfest davon überzeugt, dass man sich zwar als Liebespaar trennen konnte, eine Scheidung von seinem eignen Kind, also von mir, aber unmöglich sei.

Anscheinend war es doch möglich, so zumindest der Zugang meines Erzeugers. Er vollzog die Trennung mit brutaler Härte und es tat unendlich weh. Ich kann mich an Nachmittage, die ich weinend im Bett verbrachte, erinnern und ich weiß auch noch, wie verzweifelt und ratlos meine Mutter war. Ein Gefühl der Ohnmacht schwebte in der Luft.

Schnell kam mir mit meinen zehn Jahren der Gedanke, dass ich etwas falsch gemacht haben könnte. Dass ich schuld an der Situation war, dass ich nicht genügte oder entsprochen habe. Und dass er deshalb ein neues Kind in die Welt setzte, er mich ersetzen wollte. In weiterer Folge kam ich zu dem Schluss, dass ich vielleicht mit einem perfekten Verhalten an der Situation etwas ändern könnte.

Bald habe ich gelernt, mich an einem zentralen Glaubenssatz festzuhalten: „Wenn ich weiter an mir arbeite, wenn ich gut in der Schule bin, wenn ich erfolgreich bei Sportwettkämpfen bin, dies und das noch tue, wird er eines Tages sehen, was er verpasst hat."

Irgendwann habe ich dann alles mit meinem 18. Geburtstag verbunden. Dann bin ich erwachsen und kann ihm auf Augenhöhe gegenübertreten und er wird es bitter bereuen – so das Gedankenspiel, das sich zu einem Denkmuster manifestierte. Einem Denkmuster, das sich schnell auf viele andere Lebensbereiche ausbreitete und mich lehrte, sehr schnell die Bedürfnisse eines Gegenübers wahrzunehmen und so auf diese eingehen zu können.

Heute weiß ich, dass Perfektionismus kein Kriterium für Liebe und Aufmerksamkeit ist. Eine gesunde Portion Perfektionismus habe ich mir beibehalten, meine Empathie ebenfalls! In der Therapie habe ich gelernt, dass ich mit meinen Fehlern und Schwächen liebenswert bin! Dass mich diese vielleicht sogar noch liebenswerter machen, weil sie menschlich sind.

Der 18. Geburtstag verlief anders als in meinem Kopf geplant. Nachdem ich von meinem Erzeuger eine Absage für meinen Maturaball bekam, rief er mich einen Tag vor meinem Geburtstag an und teilte mir mit, dass er das Thema Alimente nun nur noch mit mir besprechen wolle. Er wollte also lieber mit mir über die Höhe seiner Unterhaltszahlungen verhandeln, ich sollte mir dazu ein Konto eröffnen. Nun gut, einen Kontakt auf Augenhöhe hatte ich mir anders vorgestellt. Ich war verzweifelt und wütend zugleich. Was sollte ich noch alles tun, um endlich seine „positive" Aufmerksamkeit zu erreichen? Ich konnte diese Wut nicht gegen ihn richten. Er war einerseits nicht da, andererseits war die Angst, ihn dadurch ein für alle Mal zu verlieren, mindestens genauso groß wie die Enttäuschung in mir. Ich fühlte mich ohnmächtig. Wohin also mit all den Gefühlen, der Wut? Ich konnte jene Emotionen nur noch gegen mich selbst richten. Eine andere Möglichkeit sah ich nicht.

Aggressionen gegen mich zu richten ist ungesund und dient nicht zur Lösung des Problems. Emotionen müssen nicht allein

ertragen werden, sie dürfen, nein: müssen raus. Meinem Umfeld sind meine Gefühle, Ängste und Sorgen zuzumuten. Genauso, wie wir Freuden teilen, dürfen wir auch negativen Gefühlen Ausdruck verleihen.

Dazu kam, dass die Wahl meines Studiums nicht so einfach und das Studentenleben nicht so chillig wie erwartet war. Ich inskribierte mich an zwei Unis und merkte schnell, dass der Funke bei beiden Studien nicht übersprang. Wirtschaft war mir zu zahlenlastig, Rechtswissenschaften zu trocken. Und auch hier kam mein bereits gelerntes Denkmuster unbewusst zum Einsatz: Was könnten die anderen von mir erwarten? Meine Mama und mein Papa sind Jurist:innen und waren der Meinung, dass es nach den ersten Prüfungen besser werden würde, die Einführungsprüfungen rasch bewältigt werden sollten, um sich dann den spannenden Dingen der Juristerei widmen zu können.

Somit war die Entscheidung gefallen: Ich studierte Rechtswissenschaften. Ich studierte es sicher nicht aus Neugier oder weil ich mir vorstellen konnte, dass ich eine berufliche Laufbahn als Richterin oder Rechtsanwältin anstreben würde. Ich steckte meine Nase in die unfassbar dicken Bücher, weil ich der Meinung war, dass ich damit die anderen glücklich machen würde, auch wenn sie es nie gesagt hatten. Ich hatte das Gefühl, dass es diese Erwartungen gab und ich diesen entsprechen müsste. Ich war planlos und der Gedanke, dass ich durch das Erfüllen der Erwartungen zufrieden werden könnte, gab mir vorerst Halt. Für mich habe ich dieses Studium also sicher nicht in erster Linie gemacht. Es war eine Entscheidung der Vernunft, mit einem juristischen Studienabschluss stehen einem praktisch alle Türen offen, so der Tenor meiner Familie und letztendlich auch mein Gedankengang.

Heute weiß ich: Meine Eltern und Freunde lieben mich, so wie ich bin. Weil ich so bin, wie ich bin. Es gibt nur eine Erwartung: Sie wollen mich glücklich sehen.

Perfekt angepasst. So war ich schon immer, wenn man meine Eltern fragt. Aus der Reihe tanzen gab es nur im Hinblick auf Erfolge. Rebellion war für mich ein Fremdbegriff. Wohl aus Angst, nicht geliebt zu werden. Bedingungslose Liebe gab es ab meiner Kindheit in meinem Kopf nicht mehr, mein Herz konnte nicht mehr darauf vertrauen. Andere Meinungen würden zu Konflikten führen und diese wiederum Verlustängste nur befeuern. Mit dieser Art von Ängsten hätte ich nicht umgehen können, allein sie zu artikulieren, wäre mir bereits schwergefallen.

Dazu kam auch noch, dass das perfekt eingespielte Trio, das wir zu Hause waren, zu einem Quartett wurde. Die Schwangerschaft meiner Mutter war für mich sehr belastend, denn Schwangere verknüpfte ich sofort mit dem Verlust meines Erzeugers. Schließlich hatte er mich verlassen, um eine neue Familie zu gründen. Schwangere Frauen waren für mich lange das Symbol für meine Verlustängste und nun hatte ich dieses Bild tagtäglich in meinen eigenen vier Wänden vor Augen.

Meine kleine Schwester ist einen Monat nach meinem Studienbeginn auf die Welt gekommen. Sie hat mein Herz im Sturm erobert.

Leider haben wir nie gemeinsam in einem Haushalt gelebt, vielleicht hätte das etwas verändert oder sogar geholfen. Denn als ich nach den ersten Wochen nach Hause kam, musste ich feststellen, dass die kleine Laus den Tagesablauf meiner Eltern komplett auf den Kopf gestellt hatte und ich hatte Mühe, meine Rolle in diesem neuen System zu finden. War ich überhaupt noch Teil des Systems? Hat man mich ersetzt? Was heißt das für die Beziehung zu meinen Eltern? Wir waren, als ich noch zu Hause wohnte, die besten Freunde, haben jeden Abend zusammen gegessen, über alles getratscht und miteinander gelacht. Und nun hatten sie keine Ahnung, wer meine Studienkolleg:innen waren, welche Lokale ich besuchte, wo und welchen Sport ich machte oder in wen ich gerade verliebt war. Wahrscheinlich ist es normal, dass Eltern nicht mehr alles mitbekommen, was ihre studierenden Kinder so machen. Vielleicht waren wir auch schon während meiner Schulzeit miteinander besonders offen.

Die Corona-Lockdown-Zeit hatte auch etwas Gutes! Ich habe zu Beginn der Pandemie mein Homeoffice in mein Elternhaus verlagert und mit meiner Familie sehr viel Zeit verbracht. Nach anfänglichen, ganz normalen Streitereien habe ich meinen Platz gefunden, was mich dazu bewegt hat, viel länger, als ursprünglich geplant, zu Hause zu bleiben. Mittlerweile bin ich wie-

der in Wien angekommen, ein eingespieltes Quartett, voller Liebe und Freude sind wir weiterhin! Mit meinem Mann werde ich nun auch ein Haus im Burgenland bauen, ich übersiedle also in meine Heimat zurück.

Nach einem Jahr in Wien fand ich mich arbeitend in einer Rechtsanwaltskanzlei wieder, ich hatte inzwischen mein ehrenamtliches Engagement auf Bundesebene ausgebaut und mit meinem Freund, der sein Medizinstudium liebte und es bald abschloss, zusammengelebt.

Das Ehrenamt und den Job habe ich gebraucht, anders hätte ich mich für mein Studium nicht motivieren können. Die unzähligen Sitzungen im Büro der Katholischen Jugend, die vielen sozialen Projekte, die wir mit tausenden Jugendlichen umgesetzt haben, gaben meinem Leben Sinn und zeigten mir, dass ich etwas leisten, etwas bewegen konnte.

Im Job fand ich schnell Anerkennung, rasch wurden mir spannende Projekte anvertraut, die ich ausnahmslos erfolgreich abgeschlossen habe. Doch die Erfolge täuschten nicht darüber hinweg, dass ich noch immer auf der Suche war. Ich hatte noch immer keinen beruflichen Masterplan und suchte verzweifelt nach Orientierung.

Es war wohl ein Mix all dieser Faktoren, der mich dazu bewegte, weniger und auch fettärmer zu essen. Einen ausschlaggebenden Moment kann ich nicht nennen. Es passierte unterbewusst, quasi schleichend.

Neben den oben genannten Faktoren kam hinzu, dass meinem damaligen Freund gesunde Nahrung und ein schlanker Körper durchaus wichtig waren. Er hatte auch eine Waage in seiner Wohnung, ein Gegenstand, an den ich beim Einzug in meine neue Wiener Wohnung nie gedacht hätte. Wir hatten viele Light-Produkte im Kühlschrank, kochten oft bewusst vor 18 Uhr und ich kann mich erinnern, dass er einmal, nachdem wir uns ein Stück Torte in der Kurkonditorei Oberlaa gegönnt hatten, meinte, dass solche Aktionen eigentlich unnötig wären. Er war jemand, der schnell ein schlechtes Gewissen bekam und dieses auch mit mir teilte, wenn er seiner Meinung nach zu viel oder zu spät gegessen hatte. Ich kannte bis dahin diese Gefühle nicht, denn ich war immer relativ sportlich, habe gute Gene und musste deshalb nicht auf mein Gewicht achten.

In meinem Elternhaus wurde täglich frisch gekocht, die Naschlade war nie ein Tabu, sie war schlicht kein Thema. Wir aßen, was uns schmeckte, so bunt wie möglich, zelebrierten die gemeinsamen Abendessen mit einem guten Glas Wein, einem schön geschmückten Tisch und jazziger Musik.

Mein Freund hätte mich nie auf meine Figur angesprochen, hatte sicher auch kein Problem mit dieser, denn ich war damals sehr schlank und sportlich. Das habe ich von meiner Mutter geerbt. Sie kann ebenso wie ich essen, was sie möchte und nimmt nur schwer zu. Das führte auch dazu, dass man meiner Mutter, wenn es ihr schlecht ging und sie einige Tage auch nur ein bisschen weniger aß, dies schnell ansah. Die

Folge: Alle machten sich Sorgen um das Wohlbefinden meiner Mutter. Sie wurde permanent gefragt, was sie denn hätte, wieso sie denn nichts essen wolle. Meine Mutter nervten diese Fragen immer, sie ist einfach eine Person, die bei Stress eben keinen Appetit hat.

Ich bin eher eine „Frustesserin". Wenn ich viel zu arbeiten habe, hitzige Telefonate führe oder nervös vor meinem Laptop sitze, greife ich gerne zu einem Stück Schokolade.

Solche Erlebnisse und Eindrücke prägten sich in meinem Kopf ein und an Tagen, an denen ich nicht glücklich war, kamen sie mir wieder in den Sinn. Diese Muster kennend und wissend, dass sowohl meine Mutter als auch mein Freund glücklich und erfolgreich waren, haben sicher einen Teil dazu beigetragen, dass ich unterbewusst meinen Gewichtsverlust als Ausdruck meiner Ohnmacht, Traurigkeit, Wut und Angst verwendete.

Wenn ich heute diese scheinbar perfekten Leben auf Instagram und Co. sehe, bin ich nur froh, dass ich mittlerweile schnell erkenne, was fake und was real ist. Ein reflektierter Umgang mit sozialen Medien ist unfassbar wichtig, andernfalls kann man schnell das Gefühl bekommen, nur das eigene Leben bestehe aus Niederlagen und Enttäuschungen. Und man kommt leicht in die Versuchung, das scheinbar bessere Leben der anderen nachahmen und schädliche Muster übernehmen zu wollen.

Meine Essstörung kam nicht von heute auf morgen, sie erkämpfte sich schleichend meine Gedanken und Gefühle. Morgens ersetzte ich Joghurts durch Magerjoghurts, Müsli durch Obst. Dazu trank ich Espressi statt Cappuccini, schließlich hat auch Milch unnötige Kalorien. Mittags versuchte ich in der Mensa Salat zu essen und weniger zu naschen, abends wollte ich nicht mehr allzu spät essen, die Süßigkeiten verschwanden aus den Regalen. Gerne kochte ich selbst, um Mengen und Zutaten besser einschätzen zu können.

Es dauerte nicht lange, bis die Waage ins Spiel kam. Ich bemerkte, dass sich meine Disziplin lohnte und ich anfing, Essenspläne in meinem Kopf zu schmieden. Diese Pläne, die ich ambitioniert verfolgen wollte, gaben mir Struktur und schließlich Halt. Sie gaben mir Orientierung, also das, wonach ich so lange gesucht habe.

Ich wusste genau, wann ich was essen wollte und wie sich das auf mein Gewicht auswirken würde und schließlich, ob es ein guter oder schlechter Tag werden würde. Denn die Waage war binnen kürzester Zeit zu einem Gegenstand geworden, der darüber entscheiden konnte, wie ich mich fühlte. Ich kaufte mir rasch eine eigene Waage für meine Wohnung, denn ein Tag ohne die Information über mein Gewicht war unvorstellbar.

Heute wache ich auf und laufe nicht mehr zur Waage. Ich gehe in mich und spüre meinen Körper, um zu fühlen, wie es mir

geht. Ich kann mein Wohlbefinden viel besser beurteilen als ein quadratisches Ding mit Zahlen in meinem Badezimmer.

Anfangs ging das Abnehmen noch relativ schnell. Das eine Joghurt dort weniger, der eine Kaugummi statt der Praline, ein Weckerl mit Magerschinken, Butter und Käse ließ ich weg und dann vielleicht auch davon nur noch eine Hälfte des Gebäcks.

Doch bald zeigte mir die Waage nur noch dieselbe Zahl an, ich kam nicht weiter.

Der Erfolg, der zunächst so gutgetan hat, stagnierte. Also musste ich zu härteren Maßnahmen übergehen. Eine Mahlzeit, meistens das Frühstück, ließ ich aus. Ein schneller Espresso am Morgen musste genügen. Kohlenhydrate waren inzwischen meine Feinde. Und nachdem die erste Woche ohne Getreide geschafft war, gab es keinen Grund mehr, damit aufzuhören. Ich kann mich noch genau an jenen Freitag erinnern, als ich die erste „No Carbs"-Woche geschafft hatte. Ein Gefühl des Triumphes, der Zufriedenheit überkam mich. Doch das Gefühl hielt nicht lange an.

Ich muss schmunzeln, wenn ich zum Bäcker gehe und mich über einen frischen Laib Brot freue. Schön, dass ich mir diesen Genuss jetzt gönnen kann.

Die Mittagessen mit Freunden wurden auch immer öfter gestrichen, zu Hause konnte ich kontrollierter essen, meine Pläne besser verfolgen.

Bald sagte ich Feste und Wochenendtrips ab. Ich musste die Kontrolle behalten, die Versuchung, doch zu essen, wäre in Gesellschaft schlicht zu groß gewesen und im Hotelzimmer hätte es bestimmt auch keine Waage gegeben.

Die soziale Einsamkeit führte dazu, dass ich immer mehr in diese Gedankenspirale kam. Nicht zu essen hat mir einen unheimlichen Willen abverlangt. Ich musste den Willen nicht nur einmal über meinen Körper durchsetzen, sondern mehrmals täglich. Mehrmals täglich, vor und nach jeder Mahlzeit sowie zwischendurch. Gegen den Hunger, gegen sein Bedürfnis nach Nahrung.

Ich war schon sehr grausam mit mir!

Ich habe meinen starken Willen, meine ausgeprägte Zielstrebigkeit und Konsequenz gegen mich selbst eingesetzt. All die Wut, Verzweiflung, Angst und Unsicherheit, die ich in mir getragen habe, habe ich ausschließlich gegen mich selbst gerichtet. Die permanent gleichen Gedanken, der Hunger, die Kraftlosigkeit, der tägliche Kampf gegen mich selbst machten mich auch unheimlich nervös. Ich merkte am eigenen Körper, dass der Begriff Nervennahrung absolut Sinn macht. Ich hatte einfach keine Ressourcen mehr, Stiegen steigen wurde zur Herausforderung, mir war ständig kalt, selbst am Urlaubsstrand in der Türkei hatte ich Gänsehaut.

Die Anzeichen des Körpers verstärkten meine Gedanken, die sich nur noch ums Essen drehten. Wann esse ich wieder? Esse ich vor oder nach der Uni? Wie viele Stunden liegen zwischen den Mahlzeiten? Was esse ich? Wie viel esse ich davon?

Allein wenn ich mich heute noch an diese Gedanken erinnere, werde ich nervös!

Die Gedanken, die Stimmen meines inzwischen erkrankten Ichs haben mich einfach nicht losgelassen. Ein schlechtes Gewissen, dass ich hier hätte eine Kalorie einsparen können, dass ich zu wenig Sport gemacht habe, leistete ein Übriges.

Meine Familie und Freunde merkten schnell, dass mit mir etwas nicht stimmte, schließlich ist Magersucht sichtbar. Ich war immer sehr schlank, ein paar Kilos weniger fallen auf. Ich habe mir viele neue, weite Kleidungsstücke gekauft, um meinen Körper darunter zu verbergen. Sehr erfolgreich war ich damit nicht, denn meine Schlüsselbeine, meine spitzen Knie und dünnen Oberarme blitzen immer wieder hervor.

Von meinem damaligen Freund habe ich mich bald getrennt, anders hätte ich mein krankes Essverhalten nicht ungestört verfolgen können. Denn er merkte als erste Person, dass es mir nicht gut ging und konfrontierte mich immer wieder mit meinem Gewichtsverlust, meinem gestörten Essverhalten. Er war es auch, der mich zu einem Arzt schicken wollte, er war derjenige, der das Wort „Depression“ erstmals ausprach.

Gut, dass er mein Verhalten so offen angesprochen hat! Er hat mein Verstecken-

Spielen aufgebrochen und mich zum Nachdenken gebracht.

Es hat gutgetan, dass er es sah, dass es mir nicht gut ging. Ich konnte ein Stück weit meine Gedanken mit ihm teilen, mich ihm öffnen. Und trotzdem habe ich mich getrennt! Der kranke Anteil in mir, der sich weiter quälen wollte, hat sich durchgesetzt und mich weiter „versteckt" hungern lassen.

Ich wollte zu dem Zeitpunkt weder Hilfe noch Nähe. Nähe war besonders schwer auszuhalten, weder emotional noch körperlich. Ich wollte nicht berührt werden, denn ich fühlte mich in meinem Körper nicht wohl, schämte mich für jedes Kilo, für jedes Stückchen „Fett" an meinen Hüften.

Und ich hatte keine Kraft für Konflikte. Hätte mein Freund mich verlassen, hätte ich es nicht verkraftet und die Trennung zum Anlass genommen, mich noch mehr zu hassen. Aus reinem Selbstschutz verletzt zu werden, aus dem Gedanken, dass ich eben nichts an meinem neuen Lebensstil ändern wollte, trat ich die Flucht nach vorne an.

Treffen mit Freund:innen standen nur noch selten am Programm, ich hatte wenig Energie, kaum Lebensinhalte, über die ich noch sprechen konnte und immer die Angst, die Kontrolle zu verlieren. Keine sozialen Kontakte mehr zu haben, nährte den kranken Anteil in mir, schließlich konnte ich so den ganzen Tag nur ans Essen oder besser gesagt an das Nichtessen denken.

Wenn ich an den Wochenenden nach Hause zu meinen Eltern kam, musste ich sofort Antworten auf die drängendste Frage bekommen: „Wie ist der Plan, was gibt es heute zu essen? Und wann?“ Ich wollte die Essensauswahl mitbeeinflussen, schließlich hatte ich eine genaue Vorstellung im Kopf, die nur bestimmte Mengen an ausgewählten Nahrungsmitteln zuließ.

Tunnelblick hoch zehn! Freiheit im Kopf ist etwas Schönes! Wie sehr ich heute mein spontanes, selbstbestimmtes Leben liebe!

Der Rest funktionierte ausgesprochen erfolgreich: Ich absolvierte Prüfungen an der Uni, in der Arbeit war ich hilfreich und mein ehrenamtliches Engagement ging anstandslos weiter. Das liegt wohl daran, dass dies Bereiche in meinem Leben waren, bei denen ich funktionieren musste und wollte. Und ich denke auch, dass die Aufgaben mir halfen, meinen kranken Gedanken ein Stück weit zu entfliehen. An der Uni, in der Arbeit und beim Ehrenamt wurde ich nicht mit meinem Gesundheitszustand konfrontiert. In der Katholischen Jugend konnte ich so sein, wie ich bin. Es war okay, wenn ich traurig war, weil ich eine Prüfung nicht geschafft habe, andere Ansichten wurden diskutiert, aber nie gewertet, ich konnte ansprechen, wenn ich müde war, bekam immer das Gefühl, dass ich in Ordnung sei. Dass ich gemocht werde, so wie ich eben bin. Ein unfassbar schönes Gefühl, das ich jedem Menschen dieser Welt wünsche.

Die Katholische Jugend war mein Anker. Dort konnte ich all meine Emotionen leben! Dafür werde ich mein Leben lang dankbar sein.

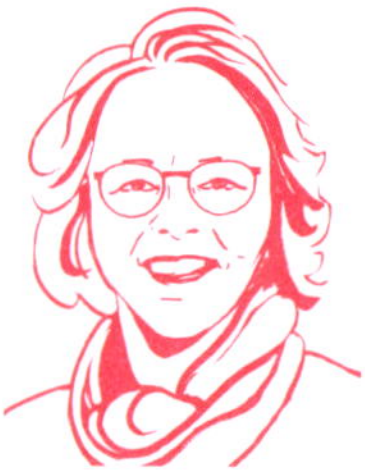

Sophie beschreibt sehr eindrucksvoll, wie ihre Essstörung begonnen hat. Das macht deutlich, dass Essstörungen in Zeiten der Veränderungen ihren Anfang finden können. Und es zeigt auch, wie sehr die Gedanken an Essen das Leben einschränken und wie schnell die kranken Gedanken bestimmend werden.

Essstörungen sind schwere psychosomatische Erkrankungen, deren Bewältigung in der Regel nicht ohne die Inanspruchnahme fachlicher Hilfe gelingt. Es geht nicht darum, „einfach wieder normal zu essen“, um „falsche Ideen im Kopf“, „Trotz oder mangelnde Willenskraft“ – es geht um eine Krankheit mit ausgeprägter Eigendynamik. Und jede Essstörungserkrankung verläuft in hohem Maße individuell.

Essstörungen haben in den letzten Jahrzehnten in einem besorgniserregenden Maße zugenommen. Waren vorerst meist junge Mädchen und Frauen davon betroffen, so sehen sich inzwischen auch immer mehr männliche Jugendliche und junge Männer damit konfrontiert.

Gemäß einer im Februar 2021 herausgegebenen Studie der deutschen Bundesärztekammer haben in Deutschland 14 von 1000 Frauen und 5 von 1000 Männern eine Essstörung. In Österreich wird es wohl ähnlich sein. Es gibt keine konkreten Zahlen für die Zunahme von Essstörungen aufgrund der Covid-19-Pandemie, aber es wird ein starker Zulauf bei Essstörungsambulanzen und Kliniken registriert.

Welche Essstörungen gibt es und was sind deren diagnostische Kriterien?

Die drei Hauptgruppen sind die Anorexia nervosa, die Bulimia nervosa und die Binge-Eating-Störung.

Bei der Anorexia nervosa, auch Magersucht genannt, liegt das tatsächliche Körpergewicht mindestens 15 Prozent unter dem erwarteten und der errechnete Body-Mass-Index (BMI) beträgt 17,5 kg/m² oder weniger. Der Gewichtsverlust erfolgt durch Vermeidung von hochkalorischen Speisen, übertriebene körperliche Aktivität, oft selbstinduziertes Erbrechen oder den Gebrauch von Abführmitteln, Appetitzüglern bzw. Entwässerungstabletten.

Bei der Bulimia nervosa kommt es zu typischen Heißhungerattacken mit Kontrollverlust. Erbrechen kurz nach der Nahrungsaufnahme ermöglicht es den Betroffenen, ihr Gewicht zu halten und nicht zuzunehmen. Ist die Symptomatik sehr ausgeprägt, kann die gesamte Tageszeit aus „Essen und Erbrechen" bestehen. Intensiver Sport und Abführmittelmissbrauch sind weitere Begleitmaßnahmen. Manchmal entwickelt sich die Bulimie nach einer Magersuchterkrankung.

Die Binge-Eating-Störung wird beschrieben durch wiederholte Episoden von Essanfällen, wobei die Nahrungsmenge wesentlich schneller als normal gegessen wird, und zwar bis zu einem unangenehmen Völlegefühl, aber es erfolgen meist keine unangemessenen kompensatorischen Verhaltensweisen wie Erbrechen, Fasten oder exzessive körperliche Betätigung.

(Quelle: Handbuch Essstörungen und Adipositas, Springer Verlag, 2. Auflage, ISBN 978-3-642-54573-3)

Diese Störungsbilder zeigen sich in unterschiedlichen Ausprägungen.

Wie kommt es zu einer Essstörung?

Essstörungen entstehen häufig in schwierigen Lebensphasen und haben die Funktion, diese belastenden Situationen aushaltbar zu machen. Man spricht auch von Übergangserkrankungen bzw. von Bewältigungsstrategien in diesen Lebensabschnitten.

→ Zu Beginn der Pubertät verändert sich der Körper und viele kommen damit nicht klar.

→ Mit 14, 15 Jahren ist oft ein Schulwechsel notwendig und dadurch verändern sich Peergruppen oder man verbringt das erste Mal einen Sommer oder ein Semester allein im Ausland.

→ Durch erste Liebesbeziehungen werden vielleicht Freundschaften auf die Probe oder infrage gestellt und manche jungen Menschen glauben, dass sie durch Gewichtsregulierung ihre Beziehungsfähigkeit verändern können. Was zu Beginn leider stimmt, denn jeder bekommt schnell mehr Anerkennung, wenn die ersten Kilos purzeln. Aber letztlich führen verstärktes Augenmerk auf reduziertes Essverhalten und der daraus resultierende Gewichtsverlust auch zu sozialem Rückzug. Betroffene fühlen sich in ihrer Not – um die es eigentlich wirklich geht – nicht verstanden, haben auch wenig Verständnis mehr für „depperte", sorglose Gleichaltrige und reiben sich auch nicht mehr mit diesen, sondern ziehen sich in ihre Einsamkeit und scheinbar heile Welt der Essstörung zurück.

→ Der Maturastress belastet, auch weil man meist nicht weiß, was man danach machen will. Viele verlassen das Elternhaus, ziehen in eine WG oder wohnen allein und sind das erste Mal für sich selbst verantwortlich und dabei gerade beim Essen überfordert.

- → Wer weiß schon von Beginn weg, ob das Studium das richtige für einen ist, ob die Wahl den Eltern zuliebe getroffen wurde oder ob man merkt, dass eigene Vorstellungen und Wünsche zu wenig Ausdruck bekommen konnten, weil man entsprechen wollte.

- → Auch kann das Ende eines Studiums stressen, wenn noch nicht klar ist, wohin die berufliche Reise gehen wird. Der Druck in der Arbeitswelt ist enorm, Absolvent:innen fürchten, mit nur einem Studium kein Auslangen zu finden und werden meist zu Beginn mit unbezahlten Praktika abgespeist, was wiederum Existenzängste auslösen kann.

- → Eine weitere kritische Phase ist auch die Menopause, wieder verändern sich der Körper und auch die Psyche. Manchmal fällt die Pubertät der Töchter mit der Menopause der Mütter zusammen, was mitunter zu großen Herausforderungen führt. Auf der Ernährungsebene können dabei Konflikte auftreten, wenn Mütter aufgrund des veränderten Stoffwechsels das Essen reduzieren, von den Töchtern aber verlangen, mehr zu essen.

Es müssen stets mehrere Faktoren zusammenwirken, damit es zur Entstehung einer Essstörung kommen kann. Oft lösen auch traumatische Erlebnisse Essstörungen als Bewältigungsstrategien aus. Erfahrungsgemäß gibt es zudem genetische Veranlagungen, in manchen Familien kommt es zu dieser Erkrankung schon in der dritten Generation. Viele Faktoren sind auch kulturkreisbedingt. Der in den westlichen Ländern stark ausgeprägte Schlankheitskult, der Anspruch, als Individuum etwas ganz Besonderes sein und leisten zu müssen, sowie ein anspruchsvolles Schönheitsideal sind der Nährboden; persönliche Empfänglichkeit für die Themen Leistung, Perfektionismus, Erfolg, eine vielleicht schwierige soziale und familiäre Situation, Entwicklungskrisen oder belastende Lebensereignisse bilden dann den persönlichen Hintergrund dazu.

Durch das Konfrontiert-Sein mit idealisierten, gefakten Bildern im Internet und in der Werbung erleben Betroffene Verunsicherungen oder Unzufriedenheiten mit ihrem Aussehen bzw. Körper und entscheiden sich, am Essverhalten etwas zu verändern, denn das können sie persönlich steuern. Meist beginnt es damit, dass sie mit Süßigkeiten und Junkfood aufhören, was ja noch ganz gesund wäre. Doch dann werden auch Kohlenhydrate und Fett weggelassen, was das Abnehmen beschleunigt. Dadurch bekommen sie zwar mehr Komplimente, doch durch die Sorge der Angehörigen wegen des zu starken Gewichtsverlustes müssen sie viele Heimlichkeiten und Lügen bezüglich ihres Essens bzw. Nicht-Essens erfinden. Und schließlich wird es immer schwieriger, sich dem Sog des Nicht-Essens zu entziehen, weil man es sich nicht mehr erlaubt, „schwach“ zu werden, sich etwas zu gönnen oder überhaupt das Grundbedürfnis Essen wahrzunehmen.

Betroffene erleben ihre Essgewohnheiten meist lange Zeit hindurch nicht als Krankheit. Diese erfüllen für sie persönlich durchaus unterschiedliche, aber immer wichtige Funktionen: Sie geben Struktur und Halt, kompensieren Unsicherheit und Ängste und setzen einem Gefühl der Ohnmacht oder Unfähigkeit einen messbaren Macht- und Leistungsbeweis entgegen.

Entsprechend abweisend wird daher auch meistens reagiert, sobald man das Thema Krankheit und Behandlung anspricht.

Betroffene identifizieren sich so stark mit ihrem Essverhalten, sodass Hilfsangebote regelrecht als Bedrohung erlebt werden, oder sie fühlen sich als Versager, wenn sie nicht allein mit der Situation, die sie inzwischen meist auch belastet, fertig werden.

Will man als Eltern oder Angehörige, aber auch als Lehrer:in oder Freund:in die eigene persönliche Besorgnis ansprechen, so braucht es dazu eine entspannte Atmosphäre. Es ist wichtig, bei ganz konkreten eigenen Beobachtungen zu bleiben und vor allem Vorwürfe zu vermeiden.

Wie können Angehörige die Veränderung bemerken?

Meist merken Angehörige die Veränderung lange nicht oder wenn sie diese bemerken, wollen sie den Umstand auch manchmal nicht wahrhaben. Betroffene sind sehr erfinderisch in Ausreden, warum sie plötzlich nicht an gemeinsamen Mahlzeiten teilnehmen wollen („Hab schon mit Freunden gegessen“, „Hab ein bissl Magenweh“, „Ich mag ab 17 Uhr nichts mehr essen“, „Ich bring in der Früh nix runter“, „Ich vertrag es nicht, wenn so fett gekocht wird“ usw.). Aufmerksam sollte man auch werden, wenn plötzlich Kalorien ein Thema werden oder zu viel Augenmerk auf Inhaltsstoffe gelegt oder die Entscheidung getroffen wird, sich nur mehr vegetarisch oder gar vegan ernähren zu wollen.

Welche Fragen können sich Eltern zunächst einmal stellen?

→ Was ist denn gerade los mit unserer Tochter, unserem Sohn?

→ Was macht Angst, was verunsichert, was belastet?

→ Welchen Veränderungsprozess macht unser Kind gerade durch?

→ Ist der Schulwechsel doch belastender, als wir geglaubt haben?

→ Hat die Trauer über den Tod eines Familienmitgliedes genügend Raum bekommen?

→ Belastet meine Überforderung als alleinerziehender Elternteil?

→ Macht unser Jobverlust unserem Kind mehr Angst, als wir dachten?

→ Wie sehr verunsichern unsere Streitereien bzw. Trennungsgedanken?

→ Kann sie/er schwer mit der Trennung der ersten Beziehung umgehen?

→ Wie sehr macht ihr/ihm der Druck durch die Sozialen Medien zu schaffen?

→ Welches Beispiel geben wir mit unserem eigenen Ess- und Sportverhalten?

Essstörungen werden oft als ein **Hilfeschrei der Seele**, als **große seelische Not** bezeichnet, was sich folgendermaßen ausdrücken kann:

→ **Ich hasse mich!**

→ **Ich komme nicht klar mit meinem Körper!**

→ **Warum nimmt mich niemand ernst?**

→ **Ich schaffe es nicht, perfekt zu sein!**

→ **Ich schaffe es nicht, meine Bedürfnisse zu artikulieren!**

→ **Ich halte es nicht aus, wenn alle besser wissen, was gut für mich ist!**

→ **Ich fühle mich so überfordert von den Ansprüchen der anderen!**

→ **Wie werde ich jemals mein Leben auf die Reihe bekommen?!**

→ **Nie und nimmer werde ich all den Anforderungen eines Erwachsenenlebens gerecht!**

→ **Ich habe kein Selbstvertrauen, geschweige denn Selbstwert!**

Worin unterscheidet sich pubertäres Verhalten von einer Essstörung?

Das ist schwierig zu beantworten, denn immer stellt es eine Gratwanderung dar, was als pubertär und was als erkrankt erkennbar wird. Die Pubertät ist ein radikaler Einschnitt im Heranwachsen, da wissen viele Jugendliche nicht, ob sie „Fisch oder Fleisch" sind, das heißt, sie kennen sich nicht mehr aus mit sich. Altvertrautes wird infrage gestellt, familiäre Strukturen nerven und werden hinterfragt, Peergruppen werden wichtiger und geben oft Dazugehörigkeitsregeln (Haare färben, Rauchen, Alkoholkonsum, im schlimmsten Fall Drogen) vor, die in der Familie verpönt sind, es kommt zum Aufbegehren, statt brav und pflegeleicht zu sein, und, und, und. Das allein wäre schon genug Herausforderung für Eltern. Doch gesellen sich noch Symptome der Essstörung hinzu, nämlich Verweigerung des gemeinsamen und vor allem ausreichenden Essens, mitunter depressiver Rückzug oder unerträgliche Launenhaftigkeit, gerät jede betroffene Familie schnell an Grenzen des Ertragbaren. Wenn Betroffene, wie so oft, keinerlei Krankheitseinsicht zeigen und professionelle Hilfe ablehnen, ist es wichtig, dass Eltern und Angehörige selbst Unterstützung suchen, um mit dieser belastenden Situation umgehen zu lernen, denn sie selbst sind großen psychischen Belastungen ausgesetzt. Viele Eltern warten allerdings recht lange, bevor sie diesen Schritt tun, weil es ihnen vorerst wichtiger erscheint, dass ihre Kinder eine notwendige Behandlung akzeptieren und bekommen. Darüber hinaus ist es den Betroffenen eher möglich, diese in Anspruch zu nehmen, wenn sie merken, dass sich Eltern nicht nur durch Lesen von einschlägigen Büchern über Essstörungen informieren und dadurch dann schnell den Teufel an die Wand malen („Du wirst sterben, wenn du immer mehr abmagerst!"), sondern durch ganz persönliche Beratungsgespräche einen anderen Zugang zu ihren Kindern finden.

Wie zeigen sich Essstörungen bei männlichen Jugendlichen und jungen Männern?

Viele Jahre galten Essstörungen als „weibliche" Krankheiten. Jedoch gerieten in den letzten 15 Jahren auch männliche Jugendliche unter Druck, einem von der Gesellschaft und den Peers vorgegebenen körperlichen Ideal zu entsprechen. Durch extremes Bodybuilding und dazugehörige Eiweiß-Cocktails wollen sie ihren Waschbrettbauch erlangen und verhindern dadurch eine gesunde körperliche Entwicklung in kritischen Wachstumsphasen. Sich einzugestehen, dass sie an einer Essstörung leiden könnten, gilt für sie als sehr schambesetzt („Das ist ja eine Mädchenkrankheit"). Deswegen fällt es ihnen auch schwerer als Mädchen, diese Erkrankung zu akzeptieren und Hilfe anzunehmen.

Wie konfrontiert man Betroffene am besten?

Wenn Eltern beginnen, sich Sorgen zu machen, kann es hilfreich sein, möglichst vertraulich das Gespräch mit den Betroffenen zu suchen und mit Ich-Botschaften aufzuzeigen, welche Veränderungen ihnen besorgniserregend aufgefallen sind. Dabei sollten sie aber das veränderte Essverhalten nicht gleich dramatisieren, sondern eher sich erkundigen, welche Entscheidungen dahinterstehen und welche Ängste oder existentielle Fragen sie bewegen.

Manchmal kommt es auch vor, dass Lehrer:innen eine ungesunde Veränderung schneller bemerken, weil sie die Jugendlichen tagaus, tagein länger als deren Eltern sehen, zumindest war das in Vor-Corona-Zeiten der Fall. Wenn es ihnen gelingt, ihre Sorgen um sie zum Ausdruck zu bringen und ihr Vertrauen zu gewinnen, so können sie Betroffene unterstützen, sich Eltern anzuvertrauen oder selbst professionelle Hilfe zu suchen.

Was darf ich als Angehöriger sagen, welche Begriffe soll ich eher vermeiden?

Diese Fragen werden bei Beratungsgesprächen immer gestellt und drücken eine große Not der Angehörigen aus, die vor allem alles richtig machen wollen, damit die Krankheit möglichst schnell wieder verschwindet.

Am meisten nervt Betroffene, wenn sich alle Gespräche fast nur mehr ums Essen drehen. Je mehr Druck von Seiten der besorgten Eltern oder Angehörigen kommt, desto mehr Widerstand wird von den Betroffenen in Form von Abwehr, Lügen, Aufbegehren („Jetzt erst recht nicht!“) aufgebaut. Das verunsichert Eltern und dadurch verlieren sie ihre Klarheit und einen unbeschwerten Kontakt zu den Betroffenen. Dabei ist Klarheit wichtig, wenn es um Grenzen geht, welches launenhafte Verhalten akzeptabel ist, aber welches eben nicht. Und dabei sind die Eltern selbst der Parameter, nur sie können diese Grenze wahrnehmen und sollten sie auch artikulieren. Tun sie es nicht, so nährt dies den kranken Anteil der Betroffenen.

Hier muss erklärt werden, dass alle Betroffene wahrnehmen, dass „zwei Seelen, ach, in ihrer Brust wohnen“. Je mehr sie sich von ihrer Krankheit belastet fühlen, desto eher wollen sie auch wieder zu einem ganz „normalen“ Leben und Essverhalten finden und nehmen den „gesund werden wollenden“ Anteil immer wieder wahr. Doch wenn es um konkretes Essen geht, dann gibt der „kranke“ Anteil die Regeln vor: „Du wirst doch jetzt nicht schwach werden?“, „Glaubst du überhaupt, dass du das verdienst?“, „Dir etwas Gutes zu gönnen, ist nicht erlaubt!“, „Kannst du diese Kalorien auch wieder abarbeiten?“

Wenn Eltern um diese inneren Dialoge wissen, dann können sie klar differenzieren lernen zwischen der/dem Betroffenen und dem kranken Anteil. Sie werden sich bemühen, zusehends mehr auf die/den Betroffene:n einzugehen – auf ihre/seine Bedürfnisse und Gedanken, den Wunsch nach Autonomie, ohne die Zugehörigkeit zur Familie zu verlieren, ihre/seine Sehnsüchte, die sie/er vielleicht in Gesprächen, die dann auch möglich werden, zum Ausdruck bringen kann. Und damit brauchen sich Eltern nicht nur dem Regiment, der Aggression, der Diktatur der Magersucht oder Bulimie zu unterwerfen.

Wenn Kommunikation mit Betroffenen immer schon recht schwierig war, so ist es wichtig, als Eltern das eigene Kommunikationsverhalten zu überprüfen.

Sie können sich dann zum Beispiel folgende Fragen stellen:

→ Ist unsere Sprache emphatisch oder konfrontativ?

→ Dürfen die Meinungen der Kinder gelten oder wissen wir oft alles besser?

→ Hören wir einander wirklich zu?

→ Sind wir beim Miteinander-Sprechen zugewandt, schauen wir einander in die Augen oder nehmen wir uns kaum Zeit, uns auszutauschen?

→ Ist unsere Sprache eine wertschätzende oder meist abwertende?

→ Dürfen Gefühle zum Ausdruck gebracht werden oder werden sie schnell abgetan?

→ Ist bei uns eine gesunde Streitkultur möglich oder kommt es beim Streiten oft zu bedrohlichem oder aggressivem Verhalten?

→ Ist unser Harmoniebedürfnis übertrieben oder darf auch Widerspruch gelten?

→ Drücken wir leichter Vorwürfe als Verständnis aus?

→ Vermitteln wir ein zu starkes Kontrollverhalten oder vertrauen wir?

→ Leben wir den Anspruch vor, perfekt sein zu müssen?

- → Suchen wir zu schnell Lösungen, wenn unser Kind ratlos ist oder sich schwer entscheiden kann?
- → Übersehen wir, dass Ratschläge zugleich Schläge sind?
- → Verwirren wir zu oft mit Doppelbotschaften?

Bei Doppelbotschaften widerspricht die Mimik, Gestik oder der Tonfall eindeutig dem, was gesagt wird. Auf diese Weise werden zwei Botschaften gesendet, zum Beispiel: „Du gefällst mir, wie du bist, aber ein bisschen Sport würde dir guttun!“, oder: „Die Hose schaut gut aus, ein, zwei Kilos weniger und sie passt perfekt“, oder: „Klar nehme ich dich ernst, aber hör auf mit deinem pubertären Getue.“ Manchmal hört man auch ein genervtes „Mach, was du willst!“, aber wehe, man macht es wirklich, welche Konsequenzen gibt es dann; oder „Ist doch eh alles okay, oder?!“, wenn gerade viel beunruhigt. Das verunsichert das Gegenüber, vor allem wenn dadurch begonnen wird, an der eigenen Wahrnehmung zu zweifeln. Wenn Kinder immer wieder nicht wissen, wie sie auf Doppelbotschaften reagieren sollen, kann sie das seelisch, aber auch durch diesen Stress körperlich krank machen.

Wie umgehen mit der Schuldfrage?

Alle Eltern fühlen sich in irgendeiner Form schuldig, wenn ihr Kind an einer Essstörung erkrankt ist. Das führt oft dazu, dass sie es nicht wahrhaben wollen und sich zu lange mit der Frage quälen, warum die Krankheit ausgebrochen ist. Wichtiger wäre es, mehr Augenmerk auf die Frage zu legen: „Wozu braucht unser Kind diese Erkrankung und was gilt es für uns alle zu verändern? Was wir vielleicht schon längst hätten machen sollen!“ Das ist auch entlastend für Betroffene, denn dann liegt nicht mehr so viel Druck auf deren alleiniger Verhaltensänderung, sondern die Mitverantwortung des familiären Systems bekommt ein wichtiges Augenmerk.

Wie verhalten wir uns als Partner:in?

Eine Essstörung, sei es die Magersucht oder Bulimie, belastet jede Beziehung, auch wenn so manche/r Partner:in überhaupt nichts von der Erkrankung wissen oder vielleicht auch nichts wissen will. Zum Unterschied zur Magersuchterkrankung, die aufgrund des starken Gewichtsverlustes sichtbar wird, kann die Bulimie-Erkrankung sehr lange verheimlicht werden, da kaum Gewichtsveränderungen auftreten. Doch das Erbrechen ist extrem schambesetzt und belastet die Betroffenen, was sich negativ auf eine entspannte Beziehung auswirkt. Wenn sich Betroffene outen, dann wissen zwar Partner:innen endlich, warum so vieles kompliziert verlaufen ist, wo die Launenhaftigkeit herrührt oder warum dem Essen so viel Diskussionsstoff eingeräumt worden ist. Dann wird ihnen auch bewusst, dass sie sich mit den Betroffenen in einer „Ménage-à-trois“ befinden und müssen achtsam sein, sich selbst nicht zu sehr für das vermeintliche Wohl der Betroffenen zu verbiegen. Sie müssen besonders auf ihre eigenen Grenzen achten, nämlich darauf, was sie bereit sind, an launischen Zumutungen zu akzeptieren und wo sie klar Nein sagen, wenn ihre eigenen Bedürfnisse kein Gehör finden. Und sie müssen wissen, dass sie sonst leicht in eine Co-Abhängigkeit gelangen und dadurch nur Symptome für eine Essstörung nähren, wenn nicht sogar befeuern – und zugleich sich emotional und körperlich schwächen.

Tief-punkt.

Man muss erst einmal ganz unten sein, um den Gipfel stürmen zu können.

Die Spirale drehte sich immer weiter. Ich versuchte jeden Tag noch weniger zu essen, den Essensplan in meinem Kopf so zu optimieren, dass ich möglichst wenige Kalorien zu mir nahm und die Waage entsprechende Ergebnisse anzeigte.

Die Krankheit machte mich sehr, sehr müde. Ich war in einer Gedankenwelt gefangen, die mich unheimlich viel Energie kostete, gleichzeitig wollte ich meine Energiespeicher nicht mit Nahrung auffüllen. Und obwohl ich so kraftlos und abgekämpft war, ließ ich keine einzige Uni-Vorlesung aus, ging in die Arbeit, engagierte mich ehrenamtlich, stieg Treppen und vieles mehr. Ich habe mir nicht einmal Ruhe und Erholung gegönnt, obwohl ich am liebsten nur geschlafen hätte, um den permanenten Hunger ein Stück weit vergessen zu können.

Mein Wille ließ es nicht zu, er war stärker als mein Körper. Nach meinem Kopf musste ich einerseits Leistungen an der Uni erbringen und andererseits auch die wenigen Kalorien, die ich meinem Körper noch gönnte, bestmöglich verbrennen. Funktionieren war also alles.

Wenn ich heute daran denke, überkommt mich ein Gefühl der Trauer. Es waren traurige, tragische Stunden, die ich einsam in meiner Wohnung verbrachte. Ich war oft so unfassbar verzweifelt, nichts machte mehr Spaß. Ich war gefangen in einem Korsett, das ich mir selbst immer enger schnürte.

Am tiefsten Punkt meiner Krankheit wog ich 47,5 Kilogramm bei einer Körpergröße von 1,74 Meter. Mir war nur noch kalt. Egal welche Außentemperatur es hatte, ich musste immer mehrere Kleidungsstücke übereinander tragen. Selbst im Türkei-Urlaub, als es über 35 Grad Außentemperatur hatte, bekam ich in der prallen Sonne Gänsehaut, während andere am Strand nach Schatten suchten. Ich ging mehrmals am Tag richtig heiß duschen, um mich warm zu halten. Abends legte ich mich mit einem Wärmekissen ins Bett.

Mein Körper veränderte sich ganz generell. Auf die Kälte reagierte er mit vielen weichen Härchen, besonders am Rücken und an den Beinen, und aufgrund des zu geringen Körperfetts blieb auch bald meine Periode aus. Meine Verdauung bereitete Probleme, nachts wachte ich oft mit Bauchschmerzen und Herzrasen auf.

Die meisten Anzeichen waren mir egal, doch das Herzrasen machte mir Angst. Ich hatte manchmal richtig Panik, am nächsten Tag nicht mehr aufzuwachen, denn ich habe hier klar gespürt, wie mein Herz und mein restlicher Körper kämpfen und wie sehr ich bereits erschöpft war. Das Schlimmste und Gefährlichste war aber, dass ich aufgrund des geringen Körperfetts eine verzerrte Wahrnehmung bezüglich meines Spiegelbildes entwickelte. Ich konnte den abgemagerten Körper nicht sehen, mein Gehirn war außerstande, mein tatsächliches Aussehen zu erfassen.

Ich kann mich noch gut erinnern, als ich mit meinen Eltern auf Urlaub war und ich mich im Bikini nicht zeigen wollte. Ich fand mich viel zu dick, sah auf meinen Hüften und Oberschenkeln überall Fett. Und gleichzeitig sah ich am Strand nur noch dünne Frauen. Jedes Mal, wenn ich meine Mama auf eine dünne Frau aufmerksam machte, merkte ich, wie sich Unverständnis und Verzweiflung auf ihrem Gesicht breitmachten. Schließlich konnte sie klar erkennen, dass ich in Wirklichkeit viel dünner war und ich musste realisieren, dass sie mit ihren Botschaften an mich nicht durchkam.

Auch wenn ich mich nicht als abgemagert ansehen konnte, nahm ich wahr, dass mein Gegenüber den

Gewichtsverlust sehr wohl bemerkte. Das Thema Sichtbarkeit war für mich ein sehr ambivalentes.

Ich fand mich zu dick, nicht schön und wollte deshalb meinen Körper verstecken (außerdem hätte ich die Kälte ohne mehrere Lagen Stoff nicht ertragen). Abgesehen davon fand ich es gut, wenn Menschen merkten, dass ich abgenommen hatte. Der tägliche Kampf hatte sich dann also gelohnt, ich bekam Aufmerksamkeit.

Bald machten sich die Menschen, die mich liebten, auch wirklich Sorgen. Zunächst freute ich mich darüber, denn Sorgen ließen mich wissen, dass ich ihnen nicht egal war, und ich wurde verstärkt umsorgt.

Manches Mal wurden mir die vielen besorgten Fragen über mein Essen, die traurigen Blicke und angespannten Gespräche am Esstisch auch zu viel.

Meine Eltern überlegten bei einem gemeinsamen Urlaub, ihn abzubrechen, da sie es beinahe nicht mehr ertragen konnten, mir zuzusehen. Denn ich verbrachte Stunden am Mittagsbuffet, analysierte jedes Essen und kam dann mit einem süßen Dessert für meine kleine Schwester zurück. Für mich hatte ich nichts auf dem Teller. Ich aß nicht bzw. nur sehr selektiv. Ein kleines Stück gegrillter Fisch mit ein paar Salatblättern mit Essig und bewusst ohne Öl empfand ich als genug. Ich musste Ausreden finden, warum ich gerade jetzt nichts essen wollte, warum ich ausgerechnet meine Lieblingsspeise ausließ und die Kugel Eis mit meiner Schwester nicht teilen wollte, obwohl sie mich so lieb ansah. Das war hart, kostete jedes Mal enorm viel Energie. Und es machte mich innerlich unfassbar traurig. Ich merkte, dass ich die gewünschte Aufmerksamkeit bekam, merkte aber auch, dass es nicht die Art von Aufmerksamkeit war, nach der ich mich so bitter sehnte. Ich wollte lustige, schwerelose, gemeinsame Stunden mit meiner Familie – keine verzweifelten Blicke, keine Schauspielerei, keine Konflikte.

Die psychische Belastung wurde immer schlimmer, obwohl ich laufend in psychotherapeutischer Behandlung war. Meine damalige Therapeutin war eine sehr ruhige Person, sie hörte in den gemeinsamen Stunden aufmerksam zu, bohrte nur selten nach. Es kostete mich kaum Überwindung, sie aufzusuchen, denn sie war keine, die mich wirklich herausforderte. Wir hatten über Monate angenehme Gespräche, die nur selten in die Tiefe gingen.

Wahrscheinlich war das nicht die optimale Therapeutin für mich, vielleicht wurde der Fortschritt nicht sichtbar. Ich bin dennoch überzeugt, dass die Gespräche nicht umsonst waren und hätte einen Wechsel zu dem Zeitpunkt auch nicht zugelassen.

Allerdings bekam ich von ihr den Rat, mich in einem Zentrum für Menschen mit Essstörungen untersuchen zu lassen, denn „Essen“ wurde in unseren Stunden zu einem dominanten Thema und mein Gewichtsverlust war unübersehbar.

Ich weiß noch, dass ich nach der Therapiestunde meinen Papa angerufen habe, um ihm von meinem geplanten Termin in dem Zentrum zu erzählen. Hier sprach ich das erste Mal aus, dass es den Verdacht auf „Magersucht" gab.

Dieser bestätigte sich nach dem Expertengespräch. Ich hatte nun eine erste Diagnose.

Gleich nach dem Treffen rief ich meinen Papa an, um ihn über den Gesprächsverlauf zu informieren. Ich war gefasst, erklärte ihm die unterschiedlichen Formen der Essstörungen und die Arten der Therapien. Um ehrlich zu sein, machte mich die Diagnose stolz. Ich hatte es also tatsächlich geschafft, ich war offiziell krank. Meine eiserne Disziplin hat es möglich gemacht, dass ich tatsächlich magersüchtig war.

Ich setzte die Therapie bei meiner bisherigen Therapeutin fort und machte nebenbei ein paar erste gesundheitliche Checks. Wirklich bereit für eine intensive Therapie war ich noch nicht, ich fühlte mich in der Rolle der Kranken wohl. Weder meine Therapeutin noch meine Eltern haben mir zu dem Zeitpunkt Druck gemacht, sie waren eher in einer besorgten, abwartenden, beobachtenden Haltung.

Dies änderte sich eines Abends schlagartig.

An einem Montagabend im Dezember 2012 war ich wieder bei meiner Therapeutin und erzählte ihr weinend, dass mir die Kraft ausgehen würde. Der

Hunger ließ mich nicht schlafen, ich konnte mich für die bevorstehenden Uni-Klausuren kaum konzentrieren, Weihnachten mit allen Ritualen machte mir Angst. Ich hatte so Sehnsucht nach Ruhe und einem erholsamen Schlaf, sodass ich ihr von der Vorstellung erzählte, mich mit Schlaftabletten und einer Flasche Wodka zu betäuben, vielleicht sogar für immer ruhigzustellen.

Da es bereits nach 19 Uhr war, rief sie den psychosozialen Notdienst an und meldete mich an. Wir vereinbarten, dass ich mir dort von der diensthabenden Ärztin ein beruhigendes Medikament holen sollte. Das Ziel war, ausreichend Schlaf zu bekommen, um am nächsten Tag mit einer positiveren, offeneren Haltung in eine weitere Therapiestunde zu kommen.

Ich verabschiedete mich also und machte mich auf den Weg. Als ich ankam, traf ich auf eine ungeduldige Ärztin, die mich auf die späte Uhrzeit und die bereits verstrichenen Öffnungszeiten hinwies.

Sie fragte mich nach dem Grund meines Besuches und als sie hörte, dass ich Selbstmordgedanken habe, griff sie, ohne auch nur mit der Wimper zu zucken, zum Hörer und bat ihre Assistentin, einen Krankenwagen in Richtung Psychiatrie Baumgartner Höhe zu organisieren.

Als ich das hörte, begann ich zu weinen und zu argumentieren, warum ein Aufenthalt in der Psychiatrie nicht notwendig sei. Ich versicherte der Ärztin, dass die Gedanken nicht so ernst waren, dass ich doch leben wollte. Ich erklärte ihr, dass ich gar keine Tabletten und auch keinen starken Alkohol daheim und ich viel zu große Angst vor diesem Schritt hätte.

All diese Argumente, mein heftiges Weinen und Flehen wollte sie nicht gelten lassen. Sie hörte mir auch gar nicht weiter zu.

Ihrer Meinung nach musste ich schnellstmöglich ins Krankenhaus.

Ich war voller Panik, ich wollte nicht in ein fremdes Krankenhaus, ganz allein und dann auch noch in eine psychiatrische Abteilung! Ich fühlte mich wie im falschen Film! Ich war doch nur für eine Beruhigungstablette gekommen. Ich wollte ein schnelles Rezept und keine schnelle Diagnose mit weitreichenden Folgen.

Nach langem Hin und Her, viel Geschreie und Geheule meinerseits konnte ich die Ärztin davon überzeugen, dass mich meine Eltern aus Wien abholen und in das Eisenstädter Krankenhaus bringen durften. Da wir bereits weit über Dienstschluss der Ärztin waren und sie auf meine Eltern, die in rund einer Stunde in Wien sein konnten, nicht warten wollte, verständigte ich einen Freund.

Ich rief Walter an, er hob zum Glück sofort ab und ich bat ihn zu kommen. Auf die Frage „Warum?" konnte ich keine Antwort geben, ein verzweifeltes „Bitte, komm schnell" genügte.

Walter war an dem Abend bei einer Weihnachtsfeier, er zögerte keine Sekunde, setzte sich ins Taxi und fand sich wenige Minuten später in einem Raum in dem ihm eine Ärztin mitteilte, dass ich mich umbringen möchte und er nun die Verantwortung habe, mich meinen Eltern sicher zu übergeben.

Als die Ärztin das sagte, konnte ich Walter gar nicht ansehen. Ich war so traurig, schämte mich, zitterte am ganzen Körper.

Walter blieb gefasst, er half mir in die Jacke und wir marschierten in Richtung meiner Wohnung. Dort war der Treffpunkt mit meinen Eltern vereinbart, da ich auch noch einige Dinge wie Kleidung und Uni-Sachen ins Burgenland mitnehmen wollte.

Selbst in diesem Moment dachte ich an die Uni, daran, Leistung zu erbringen, zu funktionieren.

Während des zehnminütigen Fußweges Richtung meiner Wohnung drängte mich Walter immer wieder gegen Hausmauern, er versuchte den Gehsteig abzusichern und hatte mich stets im Blick. Seine Angst, dass ich mich bei erstbester Gelegenheit vor ein Auto werfen würde, war spürbar. Ich selbst war wie in Trance, erklärte ihm, dass er sich keine Sorgen machen müsste und merkte, wie nervös er an seiner Zigarette zog.

Meine Eltern warteten bereits mit dem Auto vor meiner Haustüre, meine Mama schloss mich weinend in die Arme, bedankte sich bei Walter und dann fuhren wir los.

An die Autofahrt kann ich mich nicht mehr erinnern, ich war so unfassbar müde und habe mich leise in den Schlaf geweint.

In der psychiatrischen Anstalt in Eisenstadt angekommen, empfing mich ein erfahrener Arzt, dem ich noch einmal die ganze Geschichte des Abends erzählen musste. Dann lud er mich ein, für ein paar Tage zu bleiben. Nach einem kurzen Zögern stimmte ich schließlich zu.

Meine Mama und ich sind uns einig, dass die sanfte Einladung des Arztes genau richtig war. Hätte er bestimmender agiert, hätte ich sicher protestiert. Dann wäre meine Mama wohl verzweifelt, denn ich war volljährig und konnte selbst über mein Leben entscheiden. Sie konnte nur zusehen und hoffen. Bis heute kann und will ich mir nicht vorstellen, welche Sorgen und Ängste ich bei meiner Familie auslöste.

Ich blieb zwei Nächte im Krankenhaus, bekam Infusionen mit Vitaminen und Mineralien und schlief beinahe durch.

Als mich meine Mama besuchte, brachte sie mir Obst sowie fettarmes Joghurt. Wie wild stürzte ich mich auf die Birnen, denn das Essen im Krankenhaus, von dem ich weder die Inhaltsstoffe noch die Kalorientabelle kannte, verweigerte ich konsequent.

Meine Mama beobachtete mich besorgt, während ich die mitgebrachte Nahrung gierig verschlang.

Nach dieser Mahlzeit offenbarte sie mir mit müdem und traurigem Blick, dass es nun an der Zeit wäre, professionelle Hilfe zu suchen. So konnte es nicht weitergehen, das war nun auch mir klar. Meine Mama erzählte mir von dem Therapiezentrum „intakt“ und dass ein befreundeter Arzt nur gute Erfahrungen damit gemacht habe.

Ich weiß noch genau, als ich die Webseite googelte und „Zentrum für Menschen mit Essstörungen“ las. Mich überkam ein heftiges Gefühl von Stolz.

Völlig verrückt, wenn ich heute daran denke. Ich bin in einem Krankenhaus gelandet, habe meiner Familie und meinen Freunden so viele Sorgen bereitet und das Einzige, was ich damals im Kopf hatte, war mein Triumph über den eigenen Körper. Ich war gefangen in meiner kranken Welt.

Ich empfand es als heilsam, dass mein Verhalten nun erneut einen Namen hatte, auch wenn es der traurige Begriff „Magersucht“ war. In meiner Erinnerung half es auch meinen Eltern, denn wir hatten somit alle einen gemeinsamen Status quo, von dem wir nun weiterarbeiten konnten.

Ich rief also bei „intakt“ an und vereinbarte ein Erstgespräch. Nach wenigen Tagen fand ich mich in einem kleinen Besprechungsraum wieder und ich erzählte einer Therapeutin, dass ich sehr stark abgenommen habe, mich schwach fühle, antriebslos sei und nun nach Hilfe suche.

In dem Gespräch erfuhr ich, dass „intakt" in interdisziplinären Teams arbeitet. Ich sollte also von einem Psychiater, einer Internistin und einer Therapeutin betreut werden. Das war im ersten Moment ein Schock, denn das bedeutete, dass ich mich vor einer dritten Person auf die Waage stellen musste.

Ich denke, hier habe ich das erste Mal begriffen, dass diese Reise kein erholsamer Wochenendtrip wird, sondern ein wirklich langer Marsch. Dass ich einmal um die Welt reisen werde, tief in mein inneres Ich, habe ich damals sicher noch nicht abschätzen können.

Wahrscheinlich war es gut, dass ich die Dimensionen der Therapie damals noch nicht kannte! Ich hätte zu dem Zeitpunkt nie gedacht, dass ich so viel Kraft haben würde, um diesen langen Weg durchzuhalten. Ich hätte diesen Weg wohl gar nicht erst begonnen! Daher ganz wichtig: Step by step!

Das interdisziplinäre Team wurde nach dem Erstgespräch zusammengestellt, ich hatte darauf keinen Einfluss. Es war jedoch klar, dass ich die Therapeutin auch wechseln könnte, sollte ich zu meiner mir zugeteilten kein Vertrauen finden und mich bei ihr nicht wohlfühlen und somit öffnen können.

Und ich bekam ein Papier mit einer Vereinbarung über die Einhaltung der Termine. Ich musste unterschreiben, dass ich Termine mindestens 48 Stunden vorher absagen müsste, sonst würden diese verrechnet werden.

Die Vereinbarung mag auf den ersten Blick hart und sehr nach „Business“ klingen. Mir hat sie persönlich extrem geholfen. Denn die Versuchung, sich vor einer Therapiestunde zu drücken, ist gerade zu Beginn besonders groß.

Finanzielle Sorgen hatte ich Gott sei Dank keine, denn ich wusste zu jeder Zeit, dass meine Eltern für die Kosten der Therapie aufkommen würden. Ich will mir gar nicht vorstellen, wie es sein muss, wenn man sich die Kosten nicht so einfach leisten kann. Schnell hätte ich sicher diese Tatsache auch als Ausrede benutzt, um die Therapie abzubrechen. Umso wichtiger erscheint mir, dass Menschen mit Essstörungen diese finanziellen Sorgen so schnell wie möglich genommen werden müssen. Es braucht dringend mehr Therapieplätze auf Krankenschein! Therapie dauert einfach seine Zeit, verläuft ganz unterschiedlich. Finanzieller Druck, der Gedanke, dass

man jede Therapiestunde „auskosten" muss, ist sicher nicht hilfreich. Ich bin daher dankbar, dass ich diese Unterstützung von meiner Familie bekam. Gesundheit zu schenken ist wohl das Größte.

Wenige Tage nach dem Erstgespräch hatte ich meine erste Stunde bei einem Psychiater, bei dem es gleich zwei heiße Themen in der ersten Stunde gab: Sex & Drugs.

„Und wie schaut's mit Ihrem Sexualleben aus?"

Ich empfand die Frage als extrem keck. Ich musste kurz schmunzeln und fühlte mich herausgefordert. Aufgrund dieser Frage war mir ab der ersten Sekunde klar, dass mir ein Experte gegenübersaß, der genau wusste, wie ich mich fühlte und wann ich schauspielern würde.

„Ich habe keinen Sex. Keine Lust. Habe mich unlängst getrennt."

„Aber Sie sind doch eine leidenschaftliche Frau. Zumindest nehme ich Sie so wahr."

Ich kann mich an meine Antwort nicht mehr erinnern, weiß aber, was die Aussage mit mir machte. Allein die Beschreibung, eine leidenschaftliche Frau zu sein, ließ mich meinen Körper wieder ein Stück lieber wahrnehmen. Ich fühlte mich für einen kurzen Moment wohler. Ja, ich war und bin leidenschaftlich. Ich will mich wohl in meiner Haut fühlen, begehrenswert, so meine Gedanken.

Ich liebe das Wort Leidenschaft! Es steckt nicht nur das Wort „leiden“, sondern auch das Wort „schaffen“ drinnen!

Das Zweite, an das ich mich erinnere, war das Thema Medikation. Wir einigten uns darauf, dass ich zu Beginn Antidepressiva nehmen sollte. Denn diese sollten den Tunnelblick weiten, mir dabei helfen, andere Dinge vom Leben verstärkt wahrnehmen zu können, mich vitaler zu fühlen und letztlich den Fokus vom Essen zu nehmen.

Meinen Psychiater sollte ich in zirka zweimonatlichen Abständen wiedersehen.

Ebenso wurde mir eine Internistin zur Seite gestellt. Sie war die Person, die mich abwog und mit mir meine Essensgewohnheit besprach.

Wenn ich an sie denke, zaubert mir das ein Lächeln ins Gesicht, denn auch sie wusste ab der ersten Sekunde, wenn ich versuchte, sie anzulügen.

Beim ersten Untersuchungstermin führte sie diverse Messungen durch: Körperfett, Körpergröße, Gewicht, Knochendichte, EKG etc. Anfangs fühlte ich mich extrem unwohl, schließlich war sie die Person, der ich meinen Körper ganz zeigte. Sie sah, dass mein Busen verschwunden, mein Bauch aufgebläht und meine

Beine abgemagert waren. Sie sah auch, dass ich überall Härchen hatte und mir ab der ersten Sekunde nach dem Entkleiden Gänsehaut über den Körper lief.

Sie bat mich, mein Essen genau zu dokumentieren und dieses Dokument in der darauffolgenden Woche wieder mitzunehmen. Die Internistin sah ich anfangs jede Woche, nach etwa einem halben Jahr vereinbarten wir einen Zwei-Wochen-Rhythmus.

Ich habe jetzt, im Zuge dieses Projekts, diese Pläne wieder ausgegraben und mich wirklich geschreckt. Aus heutiger Sicht unvorstellbar, wie ein Alltag mit so wenig Energiezufuhr überhaupt zu bewältigen ist! Die Pläne zeigen das Ausmaß der Krankheit ganz deutlich, den hohen Grad an Selbstzerstörung.

Zwei harte Birnen und ein Magerjoghurt zum Frühstück, ein kleiner Salat zu Mittag, ein halbes Snickers am Nachmittag, zwei Gläser Babynahrung sowie eine Birne zum Abendessen.

So hat mein täglicher Essensplan ausgesehen, Abweichungen gab es nur ganz selten und man kann sehen, dass etwaige „Ausreißer“ spätestens am darauffolgenden Tag kompensiert wurden.

Nachdem die Internistin den Plan genau studierte, ging es ans Eingemachte. Sie begann mit mir über zusätzliche Mahlzeiten, über die Beigabe von anderen Zutaten zu diskutieren.

So wollte sie zum Beispiel, dass ich in der Früh sechs Esslöffel Haferflocken in mein Joghurt mische. Magerprodukte wurden vom Essensplan gestrichen. Ich kann mich noch so gut daran erinnern, als ich vor ihr zu weinen begann. Sechs ganze Esslöffel Haferflocken, Kohlenhydrate pur, schienen unmöglich. Also begann ich mit vier Esslöffeln jeden zweiten Tag, das Magerjoghurt wegzulassen war der Super-GAU.

Das System, das ich mir zurechtgelegt hatte, stand komplett auf dem Kopf. Wegen 250 Gramm Joghurt. Das fettarme Vanillejoghurt hatte 78 kcal/100 g, das normale Vanillejoghurt mindestens das Doppelte. Fett, Zucker und Kohlenhydrate zum Frühstück? Ein Gedanke, der damals unvorstellbar schien.

Als ich die Woche darauf meinen Plan an die Internistin aushändigte, kam sofort:

„Aha, Sie haben also die fettarmen Joghurts weggelassen. Aber wieso sehe ich denn keine Fruchtjoghurts mehr unter den Mahlzeiten?!“

Erwischt. Sie wusste genau warum. Fettarme durch normale Fruchtjoghurts zu ersetzen, habe ich damals nicht geschafft. Viel zu viel Zucker. „Leere“ bzw. normale Joghurts ohne Geschmack waren ein Kompromiss, den ich gerade noch mit mir schließen konnte.

Nach dem zweiten Termin war jedoch klar: Die Internistin will Fruchtjoghurts in den Plänen sehen. Mit sechs Esslöffeln Haferflocken. Täglich.

Als ich nach den ersten Therapiestunden nach Hause in mein Elternhaus kam, war die Stimmung nicht viel besser. Ich habe offensichtlich noch immer zu wenig gegessen, hatte Antidepressiva im Gepäck und war weiterhin nicht besonders gesprächig. Was sich geändert hat, aber zu Beginn nicht ausgesprochen wurde, war, dass ich nun in Behandlung war. Ich bin überzeugt, dass meine Eltern jeden Esslöffel, den ich mehr zu mir nahm, bemerkten. Klar war aber auch, dass es nicht reichte, ein Magerjoghurt zu ersetzen und dass es nicht von heute auf morgen ging. Es lag weiterhin eine Spannung in der Luft, und ich merkte, dass meine Eltern unheimlich Angst hatten. Angst davor, dass ich die Therapie nicht weitermachen, dass sie nicht erfolgreich sein würde. Auch ich hatte irgendwie Angst. Ich wusste nicht, wie es weiterging. Manchmal fühlte ich mich super müde, manches Mal wollte ich die Tabletten nicht nehmen und dann waren da auch wieder die Momente, in denen ich mich darüber freute, dass es einen neuen Plan gab, an dem ich mich festhalten konnte. Und ich begriff ab der ersten Sekunde, dass ich drei Expert:innen um mich hatte, die mich so schnell nicht aufgeben würden, solange ich ihnen das Gefühl vermittle, dass ich um mein Leben kämpfe. Jeden Tag aufs Neue, Mahlzeit für Mahlzeit.

Hier habe ich das erste Mal begonnen, für mich, für mein Leben zu kämpfen! Und es hat sich ausgezahlt! Ich bin wirklich froh und dankbar, dass weder meine Eltern noch mein Behandlungsteam die Geduld verloren und mir immer das Gefühl gaben, mich zu begleiten. An jedem einzelnen Tag dieser vielen Etappen.

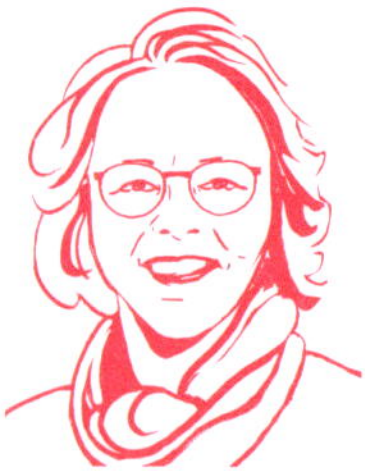

Sophie macht deutlich, dass Essstörungen Hilferufe der Seele sind und wie unglaublich anstrengend es ist, gegen den Hunger anzukämpfen und wie schnell die Gewichtsspirale nach unten gehen kann. Trotz allem hat sie nach außen hin den Anforderungen eines Studienlebens entsprochen.

Für sie war es fast entlastend, eine klare Diagnose zu bekommen, weil dadurch ihre innere Verzweiflung ernst genommen werden konnte.

Weil Essstörungen schwere psychosomatische Erkrankungen sind, war es immer schon das Konzept von „intakt“, dass nur mit einem interdisziplinären Team eine wirksame Behandlung möglich sein kann. Wichtig ist dabei die Erstellung eines Gesamtbehandlungsplanes, der sowohl die notwendige allgemeinmedizinische und fachärztliche (internistisch und psychiatrisch) Versorgung als auch die regelmäßige psychotherapeutische Behandlung beinhaltet.

Wie kommt man zu einer Diagnose?

Ein Symptom der Erkrankung ist, dass es keine Krankheitseinsicht gibt. Deshalb gibt es auch lange kein Einverständnis der Betroffenen, Hilfe anzunehmen. Am ehesten gelingt es über die medizinische Schiene, weil vielleicht Magenschmerzen zu schaffen machen. Wenn aber der Arzt oder die Ärztin wenig Erfahrung mit Essstörungen hat, kann die Untersuchung ergeben, dass das Blutbild noch in Ordnung ist, aber zugenommen werden sollte. Das lässt Betroffene triumphieren und weiterhin ihr ungesundes Essverhalten beibehalten. Wenn sie aber auch unter Schlafstörungen leiden (ein hungriger Körper kann schwer entspannen) oder auch depressive Verstimmungen belasten, dann wird der Arzt oder die Ärztin eine Überweisung an eine/n Psychiater:in ausstellen und diese/r stellt eine klare Diagnose und verweist, je nach Schwere der Erkrankung, zu Therapeut:innen, einer ambulanten Institution oder auch ins Krankenhaus.

Da männliche Jugendliche vor allem durch exzessiven Sport erkranken, sind sie noch am ehesten bereit, eine/n Sportmediziner:in zu konsultieren, um ein Gespür dafür zu bekommen, was dem Körper guttut und was die Gesundheit gefährdet.

Welchen Belastungen und Veränderungen sind an **Magersucht** Erkrankte ausgesetzt?

Bei vielen Betroffenen sind folgende psychische Auffälligkeiten verstärkt bemerkbar:

- → Ein geringer Selbstwert macht oft glauben, sich mit kargem Essverhalten besserfühlen zu können.
- → Durch das wenige Essen liegen Nerven blank, was immer wieder zu starken Stimmungsschwankungen und aggressivem Verhalten führt.
- → Konflikte auszutragen wurde zu wenig entwickelt, sie zu lösen ist oft schwierig.

→ Dies führt daher immer wieder zu sozialem Rückzug und lässt Betroffene vereinsamen, auch weil sie nicht auf ihre Essstörung angesprochen werden wollen.

→ Betroffene haben auch eine sehr geringe Frustrationstoleranz und Schwierigkeiten mit Veränderungen.

→ Außerdem entwickeln Betroffene ein starkes Kontrollverhalten, was für die Umgebung sehr belastend sein kann.

→ Depressionen belasten sehr.

Bei an **Magersucht** Erkrankten gehen folgende **physische Auffälligkeiten** mit starkem Gewichtsverlust einher:

→ Den Betroffenen ist immer kalt, oft färben sich Hände und Füße aufgrund der schlechten Durchblutung rot bis blau.

→ Aufgrund ihrer vielen Gedanken, Überlegungen und Infragestellungen kommt es zu Schlafstörungen, auch weil ein hungriger Körper schlecht entspannen kann.

→ Ihre Haut wird trockener und es wächst am Körper und im Gesicht eine feine Behaarung. Man nennt das Lanugo.

→ Die Haare werden mit der Zeit dünner und weniger und verlieren ihren Glanz.

→ Der ganze Stoffwechsel verlangsamt sich, das führt etwa zu langsamem Herzschlag und niedrigem Blutdruck.

→ Sind Betroffene noch sehr jung, so kommt es auch zu Wachstumsstörungen, sie erreichen keine altersgemäße Körpergröße, bei Mädchen entwickelt sich der Busen nicht, bei Knaben bleiben die Genitalien kindlich.

→ Auch die Menstruation bleibt aus oder kann noch gar nicht einsetzen.

→ Der Darm arbeitet verlangsamt, das führt zu Verstopfungen.

→ Dass sie an einer Körperwahrnehmungsstörung – sie sehen auch ihren stark abgemagerten Körper als viel zu dick – leiden, wollen die Betroffenen nicht wahrhaben.

Was Verhaltensveränderungen anbelangt, so sind Betroffene beim Essen sehr restriktiv. Sie vermeiden Fett und Kohlenhydrate, akzeptieren nur kleine Portionen, Äpfel beispielsweise schneiden sie in ganz kleine Stücke und kauen ewig lang. Sie kochen ihr Essen meist selber, wiegen alle Zutaten ab, um genaue Kontrolle über ihr Essen zu haben. Meist kochen und backen sie hingebungsvoll für ihre Familie, weigern sich aber, davon mitzuessen. Sie trinken literweise Wasser und kauen den ganzen Tag Kaugummis.

Betroffene tragen häufig vielschichtiges Gewand, weil ihnen immer sehr kalt ist, und vor allem wollen sie ihren abgemagerten Körper darunter verstecken. Andere wiederum stellen ihren Körper mit kurzen Hosen und bauchfreien Oberteilen stolz zur Schau.

Sie sind einem unnatürlichen Bewegungsdrang ausgesetzt, ihnen ist dabei jedes Mittel recht (mindestens 10.000 Schritte/Tag gehen; stunden- oder kilometerlang laufen, oft schon in aller Herrgottsfrüh, damit der übrige Tagesablauf nicht gestört ist; unzählige Sit-ups und Work-outs etc.), um jede Kalorie, die sie eventuell zu viel gegessen haben könnten, wieder loszuwerden. Sie werden als ruhelos, rastlos und zwanghaft erlebt, sie können nicht stillsitzen, sondern lesen im Stehen ihr Buch, gehen selbst bei kurzen Strecken in der U-Bahn wie gefangene Leoparden hin und her, müssen immer etwas tun …

Auch ziehen sie sich aus Peergruppenbeziehungen zurück, denn sie können meist nicht mehr mit den unbeschwerten Freund:innen mithalten, die in ihren Augen keine Ahnung haben, wie kompliziert das Leben doch ist. Auch in der Familie flüchten sie ins Zimmer und wollen stunden- oder tagelang keinen Kontakt.

Betroffene werden launisch, aggressiv, wollen ihre eigenen starren Zeitstrukturen den anderen aufzwingen, was mitunter zu hochexplosiven Situationen führen kann, denen der Rest der Familie oft hilflos ausgeliefert ist.

Gesundheitliche Konsequenzen können sein:

→ **Herzkreislaufstörungen**

→ **Hormonelle Störungen**

→ **Erhöhtes Risiko für Osteoporose**

→ **Blutbildveränderungen**

→ **Reduktion des Hirnvolumens beeinträchtigt und verschlechtert die kognitiven Funktionen.**

→ **Depressionen**

→ **Aufgrund der verlangsamten Darmtätigkeit liegt die Nahrung länger im Magen- und Darmtrakt und verursacht unangenehme Blähungen.**

Welchen Belastungen und Veränderungen sind an **Bulimie** Erkrankte ausgesetzt? Physisch auffallend:

→ Gewichtsschwankungen, da den Essanfällen trotz Erbrechens oft Tage des Nichtessens folgen.

→ Zu viel zu essen und danach zu erbrechen macht müde und lethargisch.

→ Da meist mithilfe der Hand ein Brechreiz ausgelöst werden muss, kommt es zu Verletzungen und Narben am Handrücken.

→ Auch weisen eingerissene Mundwinkel, kleine Hautblutungen und Schwellungen im Gesicht auf bulimisches Verhalten hin.

→ Belastend für Betroffene ist, wenn sie auch unter Haarausfall leiden.

→ Auch wird die Zahnsubstanz durch die Magensäure geschädigt.

Psychisch auffallend:

→ Große Unzufriedenheit mit dem Aussehen und der Figur und das Gefühl, nicht okay und wertlos zu sein.

→ Betroffene sind voller Schuld- und Schamgefühle, weil das Erbrechen für sie einerseits etwas sehr Beruhigendes und Entspannendes ist, aber andererseits so „disgusting“.

→ Daraus resultieren depressive Verstimmungen und Stimmungsschwankungen.

Dadurch kann es zu folgenden Verhaltensänderungen kommen:

→ Betroffene erleben eine unwiderstehliche Gier nach Essen, horten daher hochkalorische und „ungesunde“ Nahrungsmittel, die sie heimlich verschlingen und anschließend wieder erbrechen.

→ Oft erbrechen sie heimlich nach jedem Essen und müssen dann lügen und nach Ausreden suchen.

→ Wenn ihr Spannungsabbau durch das Erbrechen nicht möglich ist, kann es auch zu Selbstverletzungen zum Beispiel durch Ritzen kommen.

→ Betroffene haben viele Probleme im sozialen Miteinander, weil bulimisches Verhalten viel Zeitaufwand bedeutet und sie dadurch unverlässlich im Einhalten von vereinbarten Verabredungen sind.

→ Allerdings sind Betroffene meist sehr tüchtige Menschen, die sich aber sehr dafür abwerten, dass sie diese Art von Doppelleben führen müssen.

Gesundheitliche Konsequenzen sind:

→ Störungen des Elektrolythaushaltes auch aufgrund von Erbrechen und Abführmittelmissbrauch

→ Es bilden sich Entzündungen in der Speiseröhre, im Magen und im Darm.

→ Das viele Erbrechen löst auch Halsschmerzen und Heiserkeit aus.

→ Oft entstehen erhebliche Schäden an den Zähnen, auch viele Jahre später noch.

→ Es tritt eine Schwellung der Speicheldrüsen auf – sogenannte Hamsterbacken.

Da bulimisches Verhalten ein sehr heimliches ist, kann es oft sehr lange, auch jahrelang, geheim gehalten bleiben. Betroffene sind meist sehr erfolgreich und sehr tüchtig, können sich das aber schwer anerkennen, weil die Scham wegen ihres destruktiven Verhaltens so belastend erleben.

Warum ist die interdisziplinäre Zusammenarbeit von Fachärzt:innen für Innere Medizin als auch Psychiatrie und Psychotherapeut:innen und Berater:innen so wichtig?

Da Essstörungen schwere psychosomatische Erkrankungen sind, können sie nicht durch Operationen oder „nur“ durch Medikamente behandelt werden.

Was die körperliche Konstitution anbelangt, so braucht es eine umfassende Bestandaufnahme, eine Auswertung des Blutbildes, eine Knochendichtemessung, ein Herzecho-EKG, manchmal sind ein Schädel-CT oder endokrine Untersuchungen notwendig. Wichtig sind die Erfassung des momentan möglichen Essverhaltens sowie die Aufklärung über essstörungsspezifische Folgeerscheinungen und Komplikationen.

Eine psychiatrische Untersuchung dient nach einer ausführlichen Anamnese der Diagnostik, der Erwägung, ob eine Einstellung auf Psychopharmaka hilfreich sein kann, und der Psychoedukation.

Die Diagnostik beinhaltet die Festlegung, um welche Form der Essstörung es sich handelt, und die Frage, ob eventuelle Komorbiditäten, d.h. das gleichzeitige Vorhanden sein von mehreren psychischen Störungen, vorliegen (etwa Schlafstörungen, depressive Verstimmungszustände, Ängste, Zwänge, andere substanzgebundene Süchte).

Voraussetzung für eine medikamentöse Einstellung ist ein BMI von mindestens 15, da bei niedrigerem Gewicht die Nebenwirkungen teils gefährlich sind und die positive Wirkung oft sehr gering ausfällt.

Psychoedukation gibt in für den Laien verständlicher Sprache Information über bio-psycho-soziale Zusammenhänge bezüglich der vorliegenden Erkrankung und wird von Betroffenen und Angehörigen meist als sehr hilfreich erlebt.

Im psychotherapeutischen Prozess geht es darum, zu erforschen, welche Not der Essstörung zugrunde liegt, was der Hilfeschrei der Seele ist, welche Lebensbewältigungsstrategien noch nicht entwickelt worden sind und vor allem, sich und den Körper annehmen und wertschätzen zu lernen.

Für Psychotherapeut:innen ist es wichtig und beruhigend, wenn Fachärzt:innen den therapeutischen Prozess regelmäßig begleiten und die medizinische Verantwortung für die ambulante Betreuung übernehmen und gegebenenfalls auch eine stationäre Krankenhausaufnahme verordnen.

Warum braucht es in der Behandlung von Essstörungen klare Regeln?

Betroffene, die in eine Behandlung ihrer Erkrankung einwilligen, fühlen sich meist sehr ambivalent. Natürlich wollen sie gesund werden, aber zunehmen wollen sie meist nicht. Ihr morgendlicher Blick auf die Waage beeinflusst ihre Befindlichkeit, zeigt diese mehr als am Vortag an, kann das Betroffene sehr verstören und eventuell dazu führen, dass sie spontan die Therapiestunde mit fadenscheinigen Ausreden absagen. Deshalb sind regelmäßige Therapiestunden zu einem fix vereinbarten Zeitpunkt wichtig und auch, dass sie bezahlt werden müssen, wenn man sie nicht einhält.

Was das Essverhalten anbelangt, so wehren sich Betroffene oft lange, die empfohlenen Mengen zu sich zu nehmen. Zu Beginn einer medizinischen Behandlung ist es wichtig, den Gewichtsverlust zu stoppen. Erst dann liegt das Augenmerk auf der Gewichtszunahme, die zwar nur um zirka 500 Gramm pro Woche betragen soll, aber trotzdem für viele schwer zu erreichen ist. Allerdings wissen alle Betroffene, dass zum Gesundwerden das Zunehmen unumgänglich ist. Die Klarheit der Ärzt:innen diesbezüglich wird anfangs mit großem Widerstand aufgenommen, mit der Zeit gibt sie aber hilfreiche Struktur und schafft Vertrauen.

Wenn Betroffene noch zu Hause wohnen, müssen auch Eltern wieder ihre Klarheit zurückgewinnen, die sie in all den Jahren vor der Erkrankung in Bezug auf Essen und Mahlzeiten gehabt hatten. Da gilt es liebevoll und klar zu sein und zu unterstützen, wenn die Angst vor dem Essen wieder im Vordergrund steht. Wenig hilfreich ist freilich, mit Betroffenen fast nur noch über deren Essverhalten zu kommunizieren. Für Eltern stellt es aber immer wieder eine große Herausforderung dar, es auszuhalten, wenn Betroffene die von den Ärzt:innen vorgegebenen Mengen nicht einhalten. Mit Druck erreicht man allerdings nur Gegendruck, das ist oft eine schmerzhafte Erfahrung im Umgang mit Betroffenen.

Alle Betroffene verlieren durch langes restriktives Essen völlig das Empfinden für „normale“ Portionen und haben panische Angst davor, übermäßig zuzunehmen, wenn sie wieder normal essen würden. Aber wenn der Körper sich nach und nach darauf verlassen kann, dass er regelmäßig, ausreichend und abwechslungsreich ernährt wird, dann pendelt sich das Gewicht beim sogenannten Set-Point-Gewicht ein, einem sehr persönlichen, biologisch idealen Körpergewicht.

Letztlich müssen Ärzt:innen, Therapeut:innen, Eltern und Angehörige es immer wieder aushalten, dass sie nur unterstützen können, denn den Willen zum Gesundwerden müssen Betroffene selbst aufbringen und auch die Kraft dazu entwickeln.

Kann es sein, dass sich trotz Psychotherapie die Krankheit verschlechtert und ein Klinikaufenthalt notwendig wird?

Immer wieder passiert es, dass es dem behandelnden Team notwendig erscheint, einen stationären Aufenthalt in einer Klinik zu verordnen. Davor fürchten sich viele Betroffene, für Eltern und Angehörige kann es aber auch sehr entlastend sein. Manche geben auch offen zu, wirklich froh darüber zu sein, haben aber gleichzeitig ein schlechtes Gewissen, dass sie solche erleichterten Gefühle haben.

Wenn es Betroffenen gelingt, diese Maßnahme nicht als Abgeschoben-Werden zu erleben, so ist es eine Chance, für eine Zeit dem familiären Stress zu entkommen und in der Gemeinschaft mit anderen Betroffenen und Gruppentherapien sowie bei gemeinsamen Mahlzeiten einen neuen Zugang zu sich selbst zu finden.

Manchmal fühlen sich Betroffene durch einen stationären Aufenthalt sehr überfordert und flehen ihre Eltern an, sie wieder nach Hause zu holen. Das sollte nur mit klarer Absprache mit den behandelnden Ärzt:innen erfolgen. Es kann den Betroffenen eventuell möglich werden, zu Hause mehr zu essen, um einen erneuten Krankenhausaufenthalt zu vermeiden.

Aber es kann auch passieren, dass Betroffene möglichst schnell zunehmen, um möglichst schnell wieder nach Hause kommen zu können, um dort möglichst schnell wieder alles abzunehmen. Mitunter braucht es zwei oder drei stationäre Aufenthalte, bis eine Besserung der Krankheit erlebt werden kann. Und auch dann ist jedenfalls weiterhin Einzeltherapie angesagt, um das Erlernte gut in den Alltag zu integrieren.

Sind Essstörungen generell heilbar?

Diese Frage muss man differenziert beantworten.

- → Wenn Betroffene jung sind, eine kompetente Behandlung möglichst bald und lang genug in Anspruch nehmen und sich ihr Umfeld am Gesundungsprozess liebevoll beteiligt, dann ist die Chance groß, dass eine Genesung möglich ist. Allerdings ist Essen für jeden Menschen mit der psychischen Befindlichkeit verbunden. Das zeigt schon unsere Sprache: „Diese Nachricht kann ich schwer verdauen“, „Die Prüfung liegt mir sehr im Magen“, „Da bleibt mir jetzt der Bissen im Hals stecken!“ Manche Menschen essen zu viel, wenn sie Kummer haben, andere zu wenig. Wenn jemand von einer Essstörung geheilt ist und vielleicht nach Jahren merkt, dass das Essverhalten sich belastend verändert, wird sie/er leichter und schneller hinterfragen: „Wo passe ich gerade zu wenig auf mich auf?“, „Was muss ich verändern, weil es mich zu sehr belastet?“, „Wobei achte ich nicht auf meine Grenzen?“

- → Sollten Betroffene schon älter sein und eine längere Leidensgeschichte haben, die sie nicht ganz lösen können, passiert es, dass sie sich zwar von ihrer Essstörung verabschieden, aber in ein anderes Suchtverhalten kippen.

- → Manchmal haben Betroffene schwere Traumata erlebt, die sie vielleicht aus Loyalitätsgründen nicht aufzuarbeiten bereit sind. Dann lernen sie in der Therapie, trotzdem besser auf sich aufzupassen und sich mit der Krankheit gut zu arrangieren.

- → Schwere und chronische Krankheitsverläufe können bedauerlicherweise auch tödlich verlaufen.

Im Großen und Ganzen sagt man seit Jahren: „30 Prozent der Betroffenen werden geheilt, 30 Prozent kippen in ein anderes Suchtverhalten, 30 Prozent lernen, besser mit der Erkrankung umzugehen, und 10 Prozent sterben.“ Der menschliche Körper hält sehr lange Zeit extremen Nahrungsentzug aus, aber dann kann es auch ganz plötzlich zu multiplen Organversagen kommen. Unter den psychischen Erkrankungen hat die Magersucht die höchste Sterberate.

Ist man als magersüchtiger Mensch grundsätzlich selbstmordgefährdet?

Das kann man keinesfalls verallgemeinern! Zu Beginn der Erkrankung fühlen sich viele euphorisch, werden aber mit der Zeit müde und energielos. Wenn die Nahrungszufuhr über zu lange Zeit immer mehr reduziert wird, schrumpft die Hirnsubstanz und es kann zu einer kognitiven Hirnfunktionsveränderung kommen. Das heißt, man erreicht keine Denkziele, und weil der Körper Nahrung zum Entspannen braucht, treten schwere Schlafstörungen auf. Betroffene werden unruhig, rastlos, verfangen sich in endlosen Überlegungen und in pausenlosem Hinterfragen und sehen sich außerstande, täglichen Anforderungen zu entsprechen, geschweige denn sich für Prüfungen fit genug zu fühlen. Dann kann sich der innere Tunnelblick zunehmend verengen und Gedanken wie „Am besten wäre …“ oder „Ich halte das alles nicht aus …“ auslösen. Diese Gedanken müssen von den Expert:innen ernst genommen werden. Fallweise ist die (stationäre) Aufnahme in einer psychiatrischen Abteilung erforderlich.

Ich bin ich und du bist du.

Perfektionismus ist das Unwort unserer Zeit

In den Therapiestunden bei Brigitte ging es nur selten um das Thema Essen. Vielmehr ging es, neben dem Aufdröseln und Erkennen von Situationen sowie Konstellationen, die mich unglücklich machten, darum, herauszufinden, was ich in solchen Momenten brauche. Was mir tatsächlich hilft.

Also wie kann ich mich so verhalten, dass ich gut mit der jeweiligen Situation umgehen kann? Was kann ich ändern, um gut mit der Situation leben zu können? Was sind Dinge, die ich brauche, um glücklich zu sein, und wie artikuliere ich sie? Wie gehe ich mit den Reaktionen meiner Mitmenschen um?

Was brauche ich also, um glücklich zu sein? Was sind meine persönlichen Bedürfnisse?

Diese Fragen sind komplex und Antworten darauf benötigen Zeit. Es ist uns nicht in jeder Therapiestunde gelungen, eine Antwort zu finden. Manchmal half es aber auch schon, wenn ich über vergangene, belastende Situationen laut nachdachte, wenn ich begann, mich damit auseinanderzusetzen. Therapie ist eben ein Prozess, man braucht Geduld und darf die Hartnäckigkeit nie verlieren.

Ich erinnere mich noch, als mich Brigitte das erste Mal fragte, was ich denn brauche, um glücklich zu sein. Diese Frage hat mich überfordert. Diese Frage war viel zu groß, das Glück schien viel zu weit entfernt. Mir fielen spontan eine Menge Gründe ein, warum ich nicht glücklich sein dürfte, wie zum Beispiel eine nicht bestandene Prüfung oder ein Streit mit meinen Eltern.

Schnell wurde mir klar, dass ich mir es gar nicht erlauben würde, glücklich zu sein. Und dass ich keine Ahnung hatte, was ich brauchte, da ich viel zu sehr auf die Bedürfnisse meiner Mitmenschen fokussiert war.

Als ich diese Gedanken gegenüber Brigitte aussprach, wurde uns beiden klar, dass wir nun daran arbeiten müssten.

Heute würde ich sagen, dass es uns gelungen ist, dieses Bild von Stunde zu Stunde zu schärfen. Ich würde es wie Mosaiksteinchen beschreiben, die nach und nach ein Bild ergeben. Ein Bild von einem für *mich* glücklichen Leben.

Auch dafür waren viele Gespräche über erlebte Situationen, Erkenntnisse in den Therapiestunden aber auch gemeinsam formulierte Glaubensätze eine wichtige Unterstützung für mich.

In Bedürfnisse steckt das Wort „dürfen" – auch ich darf Bedürfnisse haben.

In einem ersten Schritt wollte Brigitte von mir erfahren, was denn meine Grundbedürfnisse waren. Schrecklich diese Frage! Diese Frage stellte ich mir immer in Bezug auf andere, aber eben nie auf mich bezogen. Ich wusste bestens über die Bedürfnisse anderer Bescheid, aber über meine eigenen?

„Sophie, was brauchst du zum Glücklichsein? Welche Faktoren müssen gegeben sein, dass du mit einem Lächeln ins Bett gehen und am nächsten Tag gut gelaunt aufstehen kannst?"

Brigitte nahm einen Zettel in die Hand und wollte mitschreiben. Doch in den ersten Minuten bekam sie keine Antwort.

Ich merkte, dass ich nervös wurde, ich anfing, die Haut an meinen Fingerkuppen zu zupfen. Warum, kann ich nicht genau erklären. Es war wohl ein Mix aus Unsicherheit, Verlegenheit und Verzweiflung. Denn gibt es etwas Schlimmeres, als nicht zu wissen, was man will?

„Sophie, wir machen das step by step. Bedürfnisse kommen und gehen. Alles was du jetzt fühlst, ist jetzt im Moment wichtig für dich. Das ist okay. Jeder deiner Wünsche und Bedürfnisse ist okay."

Ich bin rasch in Tränen ausgebrochen und das erste Bedürfnis brach mit einem großen Schluchzen aus mir heraus.

„Ich will einfach nur Ruhe und Frieden."

Ich war unfassbar müde. Der ewige innere Kampf mit mir selbst raubte mir jede Energie. Inneren Frieden – mit mir und meiner Umwelt. Das war das stärkste Bedürfnis, das ich in dem Moment verspürte. Ich wollte in Ruhe schlafen können, nicht permanent nervös und angespannt sein. Ich wollte, dass mein kranker Anteil mich in Frieden ließ.

Nachdem das erste Bedürfnis ausgesprochen war, folgten diese anderen Punkte:

→ **Finanzielle Sicherheit –** Ich will selbst einmal gut für mich sorgen können. Ich komme aus einer Unternehmerfamilie, mein Opa hat immer gesagt, dass man als Selbstständiger „selbst & ständig" bei der Sache sein muss. Dass Geld nicht auf Bäumen wächst, dass ich aus meinen Möglichkeiten etwas machen muss, war für mich immer selbstverständlich. Auch ich möchte eines Tages gut situiert mit meiner Familie am Esstisch sitzen und meinen Kindern all die Chancen geben, die auch ich bekommen habe.

→ **Familiärer Rückhalt –** Meine Familie soll hinter meinen Entscheidungen stehen, egal ob sie meine Gedankengänge nachvollziehen kann oder nicht.

- → **Zufriedenheit –** Ich möchte am Abend nach Hause kommen und einfach zufrieden sein. Dankbar für den Tag, glücklich über meine Leistungen, Gespräche und Treffen. Ich möchte zufrieden mein Abendessen genießen und über meinen Tag entspannt plaudern können.

- → **Schwerelosigkeit –** Ich möchte, dass sich das Leben wieder leicht anfühlt. Auch wenn ich durch meine Gewichtsabnahme in eine Art „Schwerelosigkeit" geraten bin, fühlt sich alles sehr anstrengend und mühsam an. Ich brauche für jede Tätigkeit sehr viel Kraft, mache mir viel zu viele Gedanken und kann nicht abschalten oder loslassen.

- → **Gleichgewicht –** Ich möchte mit mir im Gleichgewicht sein, eine innere Balance verspüren. Ich möchte nicht so streng mit mir sein und Vertrauen haben können, dass nach Regentagen auch wieder die Sonne scheint.

- → **Freundschaften –** Ich möchte mit meinen Freund:innen gemeinsame Aktivitäten genießen und auch einmal über die Stränge schlagen können. Ich will ausgelassen sein, lustig beisammensitzen und nicht nervös, Nägel kauend, in Gedanken versunken bei Partys sitzen.

Brigitte gab mir diese Liste mit nach Hause:

„Daran werden wir ab jetzt arbeiten. Diese Bedürfnisse verlieren wir nicht aus den Augen, Sophie. Die Liste über deine eigenen Bedürfnisse. Die Reise zu dir selbst beginnt."

Die Erkenntnis, dass auch ich Bedürfnisse haben kann, war eine wichtige und ich musste anfangs immer wieder daran erinnert werden. Wir kamen in den darauffolgenden Therapiestunden immer wieder auf diese Liste zurück, warfen einen Blick auf sie. Ich analysierte immer wieder, ob ich diesen Bedürfnissen, diesen Zielen schon einen Schritt nähergekommen war. Step by step.

Als Brigitte und ich mit diesem Buchprojekt starteten, begann ich meine Unterlagen zu suchen. Die Liste „Meine Grundbedürfnisse" war das erste Dokument, das mir in die Hände fiel. Mich hat diese Liste traurig gestimmt. An ihr erkennt man gut, wie sehr ich unter dem mir selbst auferlegten Druck litt. Wie gut ich darin war, mich selbst zu geißeln. Wie wenig ich mir selbst erlaubte.

Heute erkenne ich meine Bedürfnisse schnell, kann sie gegenüber Dritten offen artikulieren und mich vorbehaltlos über meine Familie und meine Freund:innen freuen.

Ich bin für mich da.

Als ich die Therapie begann, war ich unheimlich einsam. Ich sehnte mich nach Treffen mit Freund:innen, lustigen Wochenenden mit der Familie, unbeschwerten Stunden. Doch meine Krankheit hielt mich davon ab. Allein zu hungern war viel leichter als in Gesellschaft. Die einsamen Stunden zu Hause machten mich sehr traurig und unruhig. In der Stille hörte ich die inneren Stimmen viel stärker, ich kam meinen eigenen Gedanken nur sehr schwer aus. Ich brauchte anfangs immer jemanden um mich, hielt es kaum zu Hause aus, so ganz allein, nur mit mir und meinen Gedanken. Wir übten das „Mit-mir-Sein" und es war richtig anstrengend. Denn es bedeutete, dass ich mich wirklich mit mir auseinandersetzen und auf mich hören musste. Wonach ist mir heute? Was könnte ich nun mit meiner Zeit tun? Wie kann ich mir jetzt eine Freude machen? Brigitte half mir, diese Fragen zu beantworten, indem sie mir anfangs diese Fragen laut stellte und wir so meine Sophie-Abende planten. Ich brauchte anfangs Hilfe, ein Nach-Hause-Kommen, auf mein Inneres hören und spontan danach handeln, konnte ich nicht.

Anfangs war es schwer, solche Pläne zu schmieden. Einer der ersten Pläne entstand, als ich sagte, dass mir dauernd so kalt war und ich gerne nach dem Nach-Hause-Kommen eine heiße Dusche nahm. Brigitte und ich vereinbarten, dass ich dieses Mal anders duschen würde. Ich sollte mir auf dem Nachhauseweg ein neues, gut duftendes Duschgel kaufen und unter der Dusche meine Lieblingsmusik hören. Ich sollte nicht gegen meine Gänsehaut duschen, ich sollte für mich und meinen Körper eine heiße Dusche nehmen.

Das tat ich. Und ich erinnere mich noch genau, wie wohltuend ich das empfand. Ich schaffte es sogar, dass ich mich auch nach dem Duschen mit einer neuen Bodylotion, passend zum Duschgel, eincremte. Ich war für meinen Körper und für mich da. Und es tat gut.

In der darauffolgenden Therapiestunde erzählte ich stolz von diesem Abend. Mit vielen weiteren Kleinigkeiten half mir Brigitte, meine Abende zu gestalten und für mich zu sorgen, sie gab mir Tipps für weitere liebevolle Gesten. Es war wie ein Training, ich musste es immer und immer üben. Die Bestrafung, das Hungern, hatte ich bereits eintrainiert, das Belohnen musste gelernt werden. Es gelang nicht jeden Tag und jedes Mal. Gerade an Tagen, an denen ich vielleicht nicht so erfolgreich war, war es anfangs schwer, solche guttuenden Rituale durchzuführen, mögen sie auch noch so „klein" oder „normal", heute vielleicht sogar „selbstverständlich" wirken.

Schritt für Schritt merkte ich aber, dass ich diese kleinen aufmerksamen Momente mit mir brauchte und ich begann meine Zeit mit mir zu genießen. Ich hielt die Abende allein aus. Ich hielt mich aus.

Die Zeit mit mir ist etwas Kostbares, daran halte ich auch heute noch fest. Meistens gehe ich laufen, ohne Handy und gerne im Dunkeln. Dann habe ich das Gefühl, dass die Stadt mir gehört, sich meine Gedanken und mein Körper in dieselbe Richtung bewegen, ich mit mir in Gleichklang komme. Ich bin mit mir gut unterwegs.

Ich bin zufrieden und glücklich, weil ich das mache, was ich gerne und für mich mache. Das ist meine Art, „perfekt" zu sein. Für mich. Bei mir. Mit Freude. So liebe ich mich und so werde ich geliebt.

Beinahe keine Therapiestunde verging, ohne dass wir auf mein Studium zu sprechen kamen.

Meistens ging es darum, dass ich Angst vor dem Scheitern hatte und sah, dass andere Studierende viel schneller und mit deutlich mehr Leidenschaft bei der Sache waren. Meine Erfolge konnte ich de facto nie erkennen.

Das Lernen machte mich immer nervös, denn ich war und bin eine Perfektionistin. Vertrauen ist gut, Kontrolle ist besser, hieß mein Leitspruch.

Doch ich konnte nicht kontrollieren, dass ich die Prüfungen schaffen werde, egal wie viel Zeit und Mühen ich zum Lernen aufwandte. Es gibt einfach immer ein Restrisiko, das man zwar minimieren kann, indem man genau lernt, doch nie ganz eliminieren kann. Besonders bei mündlichen Prüfungen spielen viele Faktoren, wie die Stimmung zwischen Student:in und Professor:in, eine wesentliche Rolle. Neben dem Lernstoff im Kopf braucht es genügend Nervenstärke, eine Portion Glück und vieles mehr.

Ich weiß noch, als ich einmal bei Brigitte ganz verzweifelt saß und ihr erklärte, dass ich meine Mitstudierenden oft um ihre Leichtigkeit und ihren Mut beneidete. Wenn sie die Prüfung nicht bestanden, machten sie Party und saßen zwei Tage später wieder vor ihren Büchern, um den Stoff eben nochmals zu lernen. Bei mir lösten negative Noten große Zweifel an mir selbst aus.

Bevor ich für eine Prüfung zu lernen begann, bin ich stundenlang im Buchladen gestanden und nur in den absoluten Ausnahmefällen habe ich mich getraut, die dünnsten Skripten zu kaufen. Meistens habe ich die dicksten Bücher besorgt, um ja den ganzen Stoff bis ins kleinste Detail zu können. Meine Studienkolleg:innen haben eher den umgekehrten Weg gewählt: minimaler Input, maximaler Output war das Credo. Und oftmals waren sie dann besser, denn ich habe einfach den Überblick verloren, mich in Details verloren und spätestens eine Woche vor der Prüfung die Nerven weggeschmissen.

Ich musste also ein Stück meines Kontrollwahns abgeben und lernen, zu vertrauen. Ich musste lernen, mit der Ungewissheit auszukommen. Und ich musste lernen, meinen Weg, mein Tempo zu gehen. Seit Beginn meines Studiums arbeitete ich nebenher, kein Wunder also, wenn ich auch einmal müde oder unkonzentriert war. Wenn ich nicht jeden Prüfungstermin wahrnehmen konnte, weil eben in der Arbeit gerade viel zu tun oder ich aus anderen Gründen nicht so weit war. „Pausen sind wichtige Arbeitsschritte, Sophie!“, höre ich Brigitte heute noch in meinem Ohr. Auch das musste ich lernen, zu akzeptieren. Mich nicht selbst nicht zu überfordern, den Druck zu reduzieren. Das war sicher eines der härtesten Bretter, die wir bohren mussten. Immer wieder musste mir Brigitte vor Augen zu führen, was ich alles leistete. Dass all das, was ich tat, genug war. Dass es in Ordnung war, auch mal müde zu sein.

Das tat gut zu hören, ich brauchte das damals. Ich selbst war nicht imstande, mir dieses „Okay“ zu geben. Ich musste es von jemand anderem hören und lernen, es zu glauben.

Vor fast allen Prüfungen wurde abgewogen, ob ich den Antritt wagen sollte oder nicht. Manches Mal gab Brigitte mir einen Ruck, manches Mal half sie mir, eine Entscheidung für einen späteren Termin zu treffen. Es ging schlicht um ein gesundes Maß an Selbstvertrauen und Fleiß.

Bei all den Gesprächen vermittelte sie mir stets das Gefühl, dass ich die richtige Entscheidung für mich traf. Nur für mich. Nicht für meine Eltern, für meinen Erzeuger oder meine Mitstudierenden. Nur für mich.

Mir selbst zu erlauben, auch mal faul zu sein, hat wirklich lange gedauert und fällt auch heute manches Mal schwer. Als selbstkritischer Mensch braucht es viel, damit ich stolz auf mich selbst sein kann. Unzufriedenheit macht unruhig, ein Liegen auf der Couch gar unmöglich. Jedes Mal, wenn ich es dann geschafft habe und entspannte, freue ich mich.

Sag, was du willst. Nur Mut!
First Level: Ich weiß, was *ich* will.
Second Level: Ich sage es auch meinem Gegenüber. Das war definitiv noch eine Stufe härter als das „Auf-sich-Hören“.

Mein Leben lang hat es sich so angefühlt, als würde ich nur das machen, was andere von mir erwarten. So war ich eben gepolt. Und jetzt sollte ich plötzlich das tun, was *ich* will. Und zwar nicht nur dann, wenn ich allein war.

Brigitte versuchte mit mir herauszufinden, in welchen Situationen es mir schon einmal gelang, mich abzugrenzen bzw. das zu tun, worauf *ich* Lust hatte.

Bei Wochenenden mit der Katholischen Jugend gelang es mir oft sehr gut, „Nein“ zu sagen oder Dinge zu tun, auf die ich Lust hatte. So ließ ich manchmal das Morgengebet aus und ging laufen oder fuhr nicht mit den anderen im Zug nach Hause, sondern blieb noch ein paar Stunden und erkundete die Gegend.

Warum es mir dort leichter gelang? Weil ich das Gefühl hatte, in dieser Gemeinschaft so angenommen zu werden, wie ich eben war. Ich musste nie fürchten, dass mich mein Gegenüber aufgrund meines momentanen Bedürfnisses weniger mögen könnte.

Meine kleine Schwester konnte und kann das auch heute noch perfekt. Sie sagt, was sie will und was sie nicht will und bleibt standhaft. Ich weiß noch, als sie als kleine Maus trotzte, ich neben ihr stand und dachte: Wie kann sie so mutig sein? Die kann doch nicht dem Papa einfach sagen, dass sie das nicht will.

Ich freue mich für meine Schwester, dass sie bedingungslose Liebe erfährt und derartige Verlustängste, wie ich sie in man-

chen Situationen spüre, nicht in sich trägt. Ich erkenne die Art von Ängsten mittlerweile sehr schnell und weiß damit nun umzugehen.

Dafür musste ich lernen, mein Vertrauen zu anderen wiederaufzubauen. Primär ging es darum, dass ich lernte, dass ich genug war. Ich musste lernen, mutig zu sein und meine Bedürfnisse auszusprechen. Und ich musste lernen, meinem Gegenüber auch zuzumuten, dass man mich mit meinen Bedürfnissen akzeptiert.

Dabei half mir ein Teil des Gestalt-Gebets von Fritz Perls, einem inzwischen verstorbenen amerikanischen Gestalttherapeuten:

Ich bin ich. Du bist du.

Ich bin verantwortlich für mein Leben und du bist für deines verantwortlich.

Ich bin nicht dazu da, um deine Erwartungen zu erfüllen, noch bist du dazu da, um meine zu erfüllen!

Ich bin ich und du bist du!

Immer wieder sagte ich es mir mantraartig vor. Es gab mir Selbstvertrauen sowie Mut und ich konnte Beziehungen leichter, lockerer nehmen. Ich fühlte mich immer freier und merkte rasch, dass nichts passiert, wenn ich sage, was ich will. Ganz im Gegenteil, ich wirkte plötzlich auf meine Mitmenschen viel glücklicher, ruhiger und Treffen wurden leichter.

Zwei Schritte nach vorne, ein Schritt zurück, zwei Schritte nach vorne.

Nicht immer konnte ich diese Erkenntnisse sofort umsetzen, manches Mal gab es auch Rückschritte. Brigitte versuchte mir immer vor Augen zu halten, dass alles gut war. Es war eben ein Prozess, ein Marathon. Auch hier musste ich lernen, zu akzeptieren, dass ich nicht alles auf einmal schaffe, dass ich mein eigenes Tempo gehen musste. Und ich musste lernen, meine Erfolge zu sehen. Step by step.

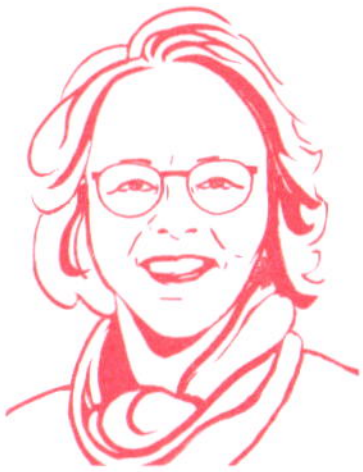

Wenn eine Vertrauensbasis so schnell wie bei mir und Sophie gelingt, ist es ein Geschenk! Eigentlich weiß ich nicht, wie das passiert. Mir ist es wichtig, meinem Gegenüber in jeder Therapiestunde zu vermitteln, dass ich mit all meinen Sinnen präsent bin: Ich höre genau zu, achte auf die Mimik und Körperhaltung der Klientin und spiegle sie oder ihn eventuell, bin auch in Kontakt mit meiner eigenen Körperwahrnehmung und meinen inneren Bildern oder Gedanken, die auftauchen und melde sie gegebenenfalls zurück. Und das alles mit einer liebevollen und herzlichen Zuwendung.

Ich war immer ganz stark mit dem bedürftigen Anteil von Sophie verbunden und versuchte immer wieder von Neuem herauszufinden, was sie wirklich braucht. Mir war es auch wichtig, dass Sophie lernt, sich ernst zu nehmen und vermittelte ihr, dass es nur um sie geht, nur sie die Antworten weiß, die ich mitunter überraschend erfrage, um neue, ungewohnte Nachdenkprozesse in Gang zu bringen. Und immer hatte ich ihre Einzigartigkeit und Kostbarkeit im Sinn.

Wie kann man sich einen therapeutischen Prozess vorstellen?

Jede/r Therapeut:in hat je nach Ausbildungsrichtung(en), eigenem Temperament und eigener Lebenserfahrung einen unterschiedlichen Arbeitsstil.

Vorerst braucht es die Klärung der Regeln für die gemeinsame Arbeit (Pünktlichkeit zu regelmäßig vereinbarten Zeiten, Kosten, kostenfreie Absage nur 24 oder 48 Stunden vorher, Verschwiegenheitspflicht etc.).

Zu Beginn ist es wichtig, eine vertrauensvolle Beziehung aufzubauen, als Therapeut:in den betroffenen Menschen kennenzulernen, was durch sogenanntes zirkuläres Fragen möglich sein kann, zum Beispiel: „Wenn ich Ihre/n beste/n Freund:in (Ihre Mutter, Ihren Vater, Ihre Schwester …) fragen würde, was sie/er an Ihnen mag, was würde sie/er mir sagen?“ So fällt es den meisten leichter, über sich und eigene Eigenschaften zu sprechen, als wenn sie selbst sich beschreiben sollen.

Dann wird der Arbeitsauftrag gemeinsam erarbeitet und klargelegt, dass die Betroffenen selbst die Expert:innen sind, jedoch können mithilfe von Fragen oder Interventionen, die manchmal verstören, aber neue, ungewohnte Nachdenkprozesse und Erfahrungsmöglichkeiten in Gang gesetzt werden.

Sich als Betroffene schon zu Beginn genau zu überlegen, woran sie merken werden, dass der Prozess zu einem guten Abschluss gefunden haben wird, kann bereits von Anfang an ihre Autonomie stärken.

Jede Stunde kann einen ritualisierten Beginn und ein zusammengefasstes Ende haben, eventuell auch mit einem Auftrag oder einer Aufgabe für die nächste Stunde. Oft wird besprochen, was zurzeit gerade belastet, und durch die Auseinandersetzung damit werden neue Möglichkeiten entwickelt, mit schwierigen Gegebenheiten umzugehen. Als Therapeut:in ist man meist mit dem bedürftigen Teil der Betroffenen verbunden und versucht immer wieder von Neuem herauszufinden, was sie wirklich brauchen und sie darin zu unterstützen, dass sie lernen, sich ernst zu nehmen. Dafür gibt es je nach Therapieausbildung unterschiedliche Zugänge. Und immer wieder geht es darum, dass Betroffene selbst herausfinden, erleben und erspüren können, was stimmig und hilfreich für sie ist, denn eine wichtige Erkenntnis muss sein, dass man nicht den Therapeut:innen entsprechen muss!

Mit welchen Kosten muss man für die Therapie rechnen?

Diese Frage ist schwierig zu beantworten. Was leider ein Faktum ist: Es gibt viel zu wenige kostenfreie Psychotherapieplätze in Österreich, obwohl zurzeit die Krankenkassen aufgrund von Covid-19 bemüht sind, das Kontingent von freien Plätzen aufzustocken.

Darüber muss man wissen, dass die Ausbildung zum/zur Psychotherapeut:in sehr zeitaufwändig und kostenintensiv ist. In Österreich gibt es derzeit 23 gesetzlich anerkannte Psychotherapie-Methoden, die unter folgenden Oberbegriffen zusammengefasst werden:

1. Tiefenpsychologisch-psychodynamische Orientierung

Die Arbeit ist aufdeckend und macht mithilfe von freien Assoziationen, inneren Bildern oder Träumen Unbewusstes bewusst.

2. Humanistisch-existentielle Orientierung

Die Arbeit stellt das psychische Wachstum (im Sinne persönlicher Weiterentwicklung) durch Aktivierung und Entfaltung spezifisch menschlicher Ressourcen (Potenziale) auf ein von Sinn getragenes, selbstverwirklichendes, authentisches Leben hin in den Mittelpunkt.

3. Systemische Orientierung

Die Arbeit versteht die Probleme des Einzelnen in Zusammenhang mit seinen sozialen Beziehungen und seiner aktuellen Lebenssituation und orientiert sich an Lösungsmöglichkeiten.

4. Verhaltenstherapeutische Orientierung

Die Arbeit ist problemorientiert und zielgerichtet, dabei sollen die Autonomie und Fähigkeit zurückgewonnen werden, das eigene Leben wirksam zu gestalten. (Quelle: www.psyonline.at)

Fertig ausgebildete und in einer offiziellen Liste eingetragene Psychotherapeut:innen können für ihre Klient:innen einen Antrag zur Teilrefundierung ihrer Honorarnoten (meist zwischen 80 und 120 Euro) an die Krankenkassen stellen und diese zahlen – je nach Krankenkasse – den Betrag von 28 bis 40 Euro an die/den Klient:in zurück. Viele eingetragene Psychotherapeut:innen haben auch ein Kontingent an sogenannten freien Kassenplätzen, dann bekommen sie für eine abgehaltene Therapiestunde (50 Minuten) zirka 57 Euro von der Kasse bezahlt. Da diese freien Kassenplätze schnell vergeben sind, werden Therapiesuchende auf oft lange Wartelisten gesetzt.

In Deutschland bezahlen die gesetzlichen Krankenkassen nur Behandlungen nach den derzeit anerkannten „Richtlinienverfahren“, dazu gehören:

- → Verhaltenstherapie
- → Tiefenpsychologisch fundierte Psychotherapie
- → Psychoanalyse
- → Systemische Therapie

Wenn die Behandlung seitens ärztlicher oder psychologischer Psychotherapeut:innen mit Approbation durchgeführt wird, nachdem ein Antrag dafür genehmigt worden ist, entstehen den versicherten Betroffenen in der Regel keine Kosten. (Quelle: www.therapie.de)

Normalerweise finden Therapiestunden einmal pro Woche zu einem immer gleichbleibenden Termin statt. In Krisensituationen kann sich die Frequenz erhöhen, gegen Ende eines Therapieprozesses verlängern sich die Intervalle zwischen den Sitzungen.

Die Dauer eines Therapieprozesses hängt von der Schwere der Erkrankung ab und auch davon, ob noch andere psychische Erkrankungen mitdiagnostiziert worden sind. Viele Betroffene befürchten, dass die Therapie so lange dauern wird, wie sie schon an der Essstörung leiden. Freilich brauchen schon chronisch verlaufende Erkrankungen einen längeren Behandlungsprozess, deshalb ist es besser, möglichst bald therapeutische Hilfe in Anspruch zu nehmen. Aber auch nach jahrlanger, mitunter geheim gehaltener Erkrankung ist es wichtig, sich die Zeit zu gönnen, die man für den eigenen Gesundungsprozess benötigt. Fürs Erste sollte man schon mit eineinhalb bis zwei Jahren rechnen.

Die Kosten sind also für solch einen Prozess recht hoch, und viele Betroffene müssen sich eingestehen, dass sie sich die Behandlung nicht leisten können. Für Eltern ist es oft bitter, das zu erkennen, und auch Betroffene lehnen es manchmal ab, ihren Eltern diese Kosten zuzumuten.

Älteren Betroffenen, die an Bulimie erkrankt sind, ist es bewusst, dass sie meist für ihre Essanfälle pro Woche viel mehr Geld ausgeben als die Therapiestunden kosten, und sie erkennen, dass das Geld für den eigenen Entwicklungsprozess besser angelegt ist.

Auch muss bedacht werden, dass die Erkenntnisse, Fähigkeiten und Veränderungen, die man in so einem Prozess erlernt, nicht nur der Gesundung dienen, sondern wichtig, hilfreich und unterstützend für das weitere Leben sind.

Wie weiß man, ob der/die Therapeut:in richtig für mich ist?

Hilfreich dabei ist, von Beginn an selbst sehr darauf zu achten, wie es sich anfühlt in dieser neuen Beziehung. Nervosität und Unsicherheit gehören anfangs dazu und es wäre wichtig, sich einige Stunden des Vertraut-Werdens zu gönnen, um dann für sich klar zu entscheiden: „Ich fühl mich gehört, verstanden, ernstgenommen, werde nicht abgewertet, also möchte ich dranbleiben, ehrlich sein, mutig sein, offen für Neues, aber auch konfrontativ, wenn mir etwas nicht passt!“

Was sind meist die Themen, die in den Sitzungen zur Sprache kommen?

Das Thema der Erkrankung wird meist nur behandelt, um herauszufinden, welche Begleitumstände dazu geführt haben könnten, das Essverhalten so drastisch zu verändern. Denn Essstörungen werden gerne als Lebensbewältigungsstrategien gesehen und sind immer ein Hilfeschrei der Seele.

Viele Betroffene definieren sich lange über ihre Erkrankung, immer wieder hören Therapeut:innen: „Ich kann das Hungern nicht aufgeben, was bleibt denn dann von mir übrig ...?“ Deshalb ist es wichtig, ihnen zu vermitteln, dass sie diese Krankheit haben, aber nicht sind, denn sie sind mehr, und darauf sollten sie neugierig sein.

Fast alle Betroffene sind überaus sensibel und haben gelernt, all ihre feinfühligen Antennen dafür einzusetzen, die Bedürfnisse anderer zu erahnen und sich dementsprechend zu verhalten, um diesen auch zu entsprechen. Und können kaum erspüren, ob ihnen das überhaupt möglich sein kann oder muss. Dabei haben sie oft nicht gelernt, eigene Bedürfnisse wahrzunehmen, geschweige denn sie kundzutun.

Also wird vor allem immer wieder das Augenmerk darauf gelegt, Betroffene zu unterstützen, die Wahrnehmung eigener Bedürfnisse, Gefühle und Grenzen zu schulen, um Schritt für Schritt diese auch den anderen zuzumuten. Dadurch erlangen sie auch mehr Selbstbewusstsein und lernen, bei Entscheidungen oder Meinungen auf ihr eigenes Bauchgefühl zu hören, anstatt diese den anderen zu überlassen.

Da leider ein großer Prozentsatz von Betroffenen sich selbst immer wieder nur infrage stellt, sich abwertet und manchmal auch regelrecht hasst, wird auch der Selbstakzeptanz viel Raum gegeben und den Fragen „Tut mir das gut? Nein, dann lass ich es sein!“ bzw. „Stärkt oder schwächt mich das?“. Diese sind so wichtig, weil sich viele Betroffene in Instagram oder TikTok verlieren und durch die vielen gefakten Bilder, die ja alle mit Filter behandelt werden, kaum eine gesunde Zufriedenheit mit sich und ihrem Körper erlangen können.

Ein weiteres schwieriges Thema bei Betroffenen ist der eigene hohe Perfektionsanspruch, der es unmöglich macht, auch einmal anerkennend mit sich selbst zu sein. Für viele ist es schwierig, überhaupt das Gegenteil von perfekt definieren zu können. Das zeigt, welch ein Unwort „perfekt“ in unserem Sprachgebrauch ist. Aber erschreckend ist, wie viele Betroffene in dem Anspruch von Perfektionismus gefangen sind. Dabei ist es so wichtig, sich davon zu verabschieden und zu einem „Ich mach es, so gut ich kann und so gerne ich kann!“ zu finden.

Ein übertriebenes Augenmerk auf Schönheit, Schlanksein und Perfektionismus in vielen Bereichen verhindert oft ein kreatives Entwickeln der eigenen Fähigkeiten, wenn man sich dem Druck der Ansprüche der anderen nicht gewachsen fühlt bzw. dem schwer entgegenwirken kann.

Auch geht es immer wieder um Glaubenssätze, die sich zu bestimmten Zeiten eingebrannt haben, aber nicht mehr relevant sind. Oder man überprüft alte Entscheidungen, die früher wichtig waren, um belastende Situationen auszuhalten, aber nicht mehr altersentsprechend sind.

Überhaupt werden immer wieder frühere krisenhafte Situationen neu ausgeleuchtet mit der Erkenntnis, nicht immer dafür verantwortlich gewesen zu sein, aber auch bestätigt zu bekommen, wie schwer aushaltbar das gewesen sein muss. Dadurch werden Betroffene mit der Zeit immer weniger von alten Geschichten getriggert, sondern lernen, im Hier und Jetzt angemessen und ihren Gefühlen entsprechend zu reagieren, und lernen, auf Grenzen zu achten, auf die eigenen und auch die der anderen.

In vielen Therapierichtungen wird auch mit dem Teilpersönlichkeitsmodell gearbeitet, denn unsere Persönlichkeit kann man mit vielen verschiedenen

→ Rollen beschreiben, (jede/r ist Tochter oder Sohn, Bruder oder Schwester, Kolleg:in, Freund:in, Nachbar:in etc.) und wir wissen um verschiedene

→ Eigenschaften (wir sind freundlich, kritisch, faul, bescheiden, ehrgeizig etc.), aber auch die verschiedenen bisher gelebten

→ Altersstufen (die Vierjährige, das Volksschulkind, der Zehnjährige etc.) machen unsere Persönlichkeit aus.

In der Therapie wird vermittelt, dass es wichtig ist, Dirigent:in oder Regisseur:in – je nachdem, ob jemand mit Musik oder Theater vertrauter ist – dieser vielen inneren Anteile zu sein. Es gilt herauszufinden, welcher Anteil gerade völlig atonal oder verstimmt in die eigene Lebensmelodie hineinpfuscht oder welche Qualität endlich hinter dem Vorhang hervorgeholt werden möchte, um einen wichtigen Platz auf der eigenen Lebensbühne zu bekommen. Oft ist es auch notwendig, sich von alten Rollen zu lösen, zum Beispiel von der Mutterrolle für jüngere Geschwister oder von der Rolle des/der Ersatzpartner:in von verlassenen Müttern oder Vätern. Die Arbeit mit dem Familienbrett kann gut veranschaulichen und bewusst machen, welche Position man in der Familie hat.

Manchmal können schwere Erkrankungen von nahen Familienmitgliedern sehr belasten und Betroffene müssen sich trotzdem erlauben, dass es ihnen gut gehen darf, auch wenn andere so leiden. Oder es muss hinterfragt werden, ob die Essstörung dazu dient, dass man endlich selber mehr Aufmerksamkeit bekommt.

Leider haben viele Betroffene Gewalt- und Übergriffserfahrungen gemacht, also schwere Traumata erlebt, die sie meist nicht so schnell zur Sprache bringen können. Da braucht es viel Achtsamkeit, Vertrauen, Langsamkeit und Sicherheit im Aufarbeitungsprozess.

Was die eigene Familie anbelangt, lernt man mit Mitgefühl, auf sich selbst zu schauen und nicht nur ertragen und verstehen zu müssen, was die „Großen“ nicht besser zuwege gebracht haben. Dadurch kann man auch besser Verantwortung für eigenes Handeln oder auch Unterlassen übernehmen. Nicht die Vergangenheit ist veränderbar, aber der Blick darauf und die Gefühle, die dann auch sein dürfen.

So dient jeder therapeutische Prozess nicht nur der Heilung, sondern auch der Persönlichkeitsentwicklung!

Nach Abschluss eines therapeutischen Prozesses ist es wichtig zu vermitteln, dass es bei schwierigen, belastenden Lebensphasen völlig legitim ist, sich weitere Therapiestunden zu gönnen. Diese sogenannten Ehrenrunden dürfen keinesfalls als Versagen oder „ich müsste jetzt doch alles allein schaffen können" angesehen werden, sondern ermöglichen einen weiteren Heilungs- und Bewusstwerdungsprozess!

Ich bin mir selbst eine gute Freundin.

Ich bin lieb mit mir und achte gut auf mich.

Brigitte war über all die Wochen und Monate meine stärkste Bezugsperson. Ich weiß nicht, wie sie es gemacht hat, doch ich konnte ihr schnell vertrauen.

Dieses Vertrauen war unheimlich wichtig, denn so konnte ich mich jedes Mal aufs Neue auf die herausfordernde Sitzung einlassen, mich öffnen und ehrlich zu mir selbst sein.

Auch wenn die Sitzungen anstrengend und oftmals tränenreich waren, ich kam jede Woche wieder. Ich hätte mich nie getraut abzusagen, einen Grund zu erfinden, weshalb ich nicht konnte. Einerseits, weil Brigitte jede noch so kleine Notlüge sofort durchschaut hätte, andererseits wusste ich tief in meinem Inneren, dass ich mich letzten Endes selbst belogen hätte.

Jede Stunde begann mit der Frage nach meinem Wohlbefinden. Ich habe einfach darauf losgeredet, habe mir im Vorfeld nicht überlegt, was ich sagen werde und besprechen will. Ich habe es auf mich zukommen lassen, da mein Kopf ohnehin voller negativer Gedanken, Ängste und Sorgen war. Sosehr ich meine Essensroutine verplant hatte, so spontan ließ ich die Sitzungen auf mich zukommen.

Meistens waren es Themen, die mich gerade beschäftigten, weil es einen Vorfall gab.

Manchmal wurde ein Themenkomplex über mehrere Stunden besprochen, mitunter war es auch nur ein kurzes Aufflackern eines Problems, und nach einer Stunde war es an einem Platz, der gut für mich war. Manche Themen kamen immer wieder.

Brigitte übte hier nie Druck auf mich aus, sie ließ mich immer beginnen und stellte maximal die Frage, wie sich die letzte Stunde auf mich ausgewirkt, was sich dadurch für mich verändert hatte.

Ich möchte und kann nicht alle Therapieeinheiten bis ins letzte Detail wiedergeben, doch ich will

Schlüsselerlebnisse teilen, die mir besonders geholfen haben, mein Verhalten zu verändern und letztlich die Krankheit zu überwinden.

Ich habe Magersucht. Aber ich bin nicht die Magersucht. Ich bin mehr.

Ein wesentliches Learning und sicher eines der ersten Dinge, woran wir gearbeitet haben, war, dass ich mir eingestehen konnte, erkrankt zu sein.

Es gab Tage, an denen wusste ich es genau, doch gab es anfangs viel mehr Tage, an denen ich es nicht einsehen wollte und konnte. Wir mussten daran arbeiten, dass die Tage, an denen ich mein krankes Verhalten erkenne, mehr werden.

Als ich mit der Therapie begann, konnte ich niemandem erzählen, dass ich magersüchtig war. Ich war nach außen hin perfekt, also sicher nicht krank. Und schon gar nicht auf diese Art und Weise krank. Fieber und Schnupfen wären okay gewesen, wenn auch kein Grund, die Uni zu schwänzen. Aber Depressionen und eine Essstörung? No way! Mein ganzes Schauspiel, jede Ausrede, warum ich meine Freund:innen nicht zum Essen treffen, nicht auf Klausur bleiben oder nicht Alkohol trinken konnte, wäre mit einem Mal vernichtet gewesen. Außerdem traute sich zu diesem Zeitpunkt sowieso keiner mehr zu fragen, wie es mir ging. Wahrscheinlich wusste es jeder ohnehin und wollte mich nicht in Verlegenheit bringen, dass ich sie anlügen würde.

Die Katholische Jugend war auch hier besonders

wichtig für mich. Denn hier stand hinter einem „Hi, wie geht's dir?" ein echtes Interesse an meiner Person und an mir. Wir sprachen sehr offen über die Dinge, die uns beschäftigten. Selten ging es um Erfolge, sehr oft ging es um Ängste, Sorgen, Belastungen. Es ging eben um das echte Leben, ohne Filter. Jede Arbeitssitzung, jede Bundesvorstandssitzung wird mit einem Abendgebet beendet. Hier werden Texte gelesen, Lieder gesungen, Kerzen vor den Altar gebracht. Ich kann mich noch gut erinnern, als wir von unserem Bundesjugendseelsorger eingeladen wurden, Kerzen vor den Altar zu bringen und währenddessen laut oder stumm eine Fürbitte zu formulieren. Ich weiß noch, dass ich in meiner Sitzreihe stand und zu heulen begann. Ich war so unfassbar traurig, mein sehnlichster Wunsch war es, gesund zu werden. Frei von all den Zwängen.

Nach dem gemeinsamen Gebet saßen wir gerne bis in die frühen Morgenstunden zusammen, und als sich eines Abends ein Kollege zu mir setzte, mich besorgt ansah und mich dann auch schnell wieder anlächelte, wusste ich, dass ich es sagen kann.

Auf die Frage: „Wie geht es dir denn, Sophie?", kam ein deutliches: „Nicht so gut. Ich bin sehr traurig und esse nicht so gerne. Ich habe Anorexie."

Der Freund wusste, was es bedeutete, und das Gespräch dauerte den ganzen Abend lang. Es war das erste Mal, dass ich die Diagnose außerhalb meiner Eltern aussprach. Und es tat gut. Ich fühlte mich befreit und war ein Stück glücklicher, denn ein Satz von ihm blieb mir stark in Erinnerung: „Ich bin für dich da. Du schaffst das. Hab Vertrauen." Hier hatte ich das erste Mal seit Langem das Gefühl, dass ich so sein kann, wie ich bin. Echt. Die Noten auf der Uni waren völlig egal.

Damals bekam ich das Wort „Magersucht" noch nicht über die Lippen. Mit dem Begriff „Anorexie" fühlte ich mich deutlich wohler. Ein Fremdwort enthält auch das Wort „fremd", es schafft Distanz. Diese Distanz brauchte ich anfangs sehr stark. Erst nach mehreren Stunden mit Brigitte, als ich immer mehr Vertrauen schöpfte, dass ich es tatsächlich schaffen könnte, gesund zu werden, als ich immer sicherer wurde, dass ich das Richtige tat, konnte ich auch leichter von „Magersucht" sprechen.

Es tat gut, über meine Krankheit zu sprechen, dann musste ich weniger lügen, wenn ich ein Essen ausließ, und ich merkte, dass ich verstärkt Aufmerksamkeit bekam. Ich fing schleichend verstärkt an, mich über diese Krankheit zu definieren.

Das war falsch und wurde ebenso in den ersten Stunden besprochen, immer wieder erläutert. „Ich habe Magersucht, aber ich bin nicht die Magersucht. Ich bin mehr. So viel mehr. Ich brauche mich nicht über mein Körpergewicht, über meine Figur zu definieren. Denn ich bin mehr als das. Ich habe Talente, Gefühle, Ängste, Humor."

Immer wieder machte mich Brigitte darauf aufmerksam, wenn ich begann, mich in Situationen über die Krankheit zu definieren. Zum Beispiel auch, als ich ihr von einem Studienkollegen erzählte, der auf die Information, ich hätte eine Essstörung, meinte, dass man es mir gar nicht ansehen würde und ich total entsetzt und auch irgendwie enttäuscht war.

Ich bin die Uni-Kollegin, die krank ist. Aber ich bin auch die Uni-Kollegin, die hilfsbereit, lustig, strebsam usw. ist. Ich bin mehr. Und für dieses „mehr" werde ich wertgeschätzt, gemocht, geliebt. Für dieses „mehr" musste ich lernen, mich selbst zu lieben. Mehr.

Ich bin Teil des Systems. Ich kann daher durch mein Verhalten etwas verändern. Aber ich kann nicht die anderen ändern.

Immer wieder erzählte ich Brigitte von Situationen, die ich meistern musste, obwohl ich es nicht wollte. Nur weil ich dachte, dass ein bestimmtes Verhalten von mir erwartet wird.

Ich erzählte ihr zum Beispiel, dass ich den Kontakt zur Mutter meines Erzeugers aufrechthielt, obwohl es immer wieder zu groben Enttäuschungen und Verletzungen kam. Jedes Mal, wenn ich an der Türschwelle meiner Großmutter stand, fühlte ich mich, als würde ich eine Maske aufsetzen, die stets ein lächelndes Gesicht zeigte. Ich hatte immer das Gefühl, dass ich meine Emotionen, meine Enttäuschungen über meinen Erzeuger nicht äußern konnte. Deshalb habe ich einfach gelächelt und so getan, als wäre die Welt in Ordnung. Diese Treffen kosteten mich unendlich viel Kraft, noch mehr, als ich auch körperlich ausgelaugt war. Oft musste ich danach stundenlang schlafen, bekam Kopfschmerz und war einfach nur traurig über die Situation. Und dennoch ging ich immer wieder über diese Türschwelle, zog mir meine lächelnde Maske auf und versuchte das liebe Enkelkind zu sein, weil ich mir dachte, dass es sich so gehören würde. Weil ich die Vorstellung hatte, dass eine Großmutter ihre Enkelin sehen möchte und diese gemeinsame Zeit harmonisch verlaufen müsste.

In dieser Stunde fragte mich Brigitte, wie alt ich mich fühle, wenn ich von dieser Situation und meinem Verhalten erzähle.

Ich fühlte mich etwa zehn Jahre jung. Auf den ersten Blick war mir nicht klar, wieso ich die Zahl Zehn nannte. Es war ein Bauchgefühl, das ich kommunizierte. Nach ein paar Sekunden war mir allerdings klar, warum. Die zehnjährige Sophie war es, die sich selbst geschworen hatte, niemals jemanden zu enttäuschen, indem sie die Bedürfnisse der anderen wahrnahm und zu stillen versuchte.

Dieser Anteil in mir war so stark präsent, er bestimmte mein Verhalten. Es war ein Denkmuster, das sich über die Jahre in meinem Kopf manifestierte, und es galt, dieses Muster aufzubrechen.

Brigitte holte eine Holzkiste mit Figuren und ein Brett aus einem Regal neben ihrem Sessel. Es waren hölzerne Figuren in verschiedenen Größen, die einen eckig, die anderen rund. Sie alle hatten drei Punkte für Augen und Mund als neutrale Gesichter.

„Such dir eine Figur für die zehnjährige Sophie aus und stelle sie auf das Brett. Egal wohin."

Ich wählte eine eckige kleine Figur und stellte sie ziemlich in die Mitte des Bretts.

„Und jetzt suche dir eine Figur für deine Mutter und eine Figur für deinen Vater aus. Stell sie ebenso auf das Brett. Zur zehnjährigen Sophie."

Tricky. Wie stellte ich sie nun hin? Sollte ich die beiden gegenüberstehen? Sollten die beiden nebeneinanderstehen? Sollte ich in die Mitte?

Ich entschied mich, meine Mutter ganz nah hinter mich zu stellen und meinen Vater uns beiden gegenüber, sein Blick auf uns gerichtet.

„Sophie, erkläre mir, wieso du die Figuren so gestellt hast."
„Meine Mama steht hinter mir, sie beschützt mich und wir sind uns ganz nah. Sie versperrt mir auch nicht den Weg zu meinem Erzeuger. Mein Erzeuger schaut mich an, ist aber ein Stück entfernt, denn er wollte ja keinen Kontakt mehr haben."

„Du stehst also schon zwischen den beiden? Was macht das, wenn du das so von oben, von außen betrachtest?"
„Ich habe das Gefühl, dass ich meine

Mama beschütze. Ich stelle mich vor sie, fange das alles ab."

„Das heißt aber, dass du alles abbekommst?"
„Ja. Er bestraft mich, um sie zu treffen."

Natürlich, jeder von uns hat es schon einmal gehört, dass Scheidungskinder oftmals in der Mitte stehen, die Leidtragenden sind, weil Uneinigkeiten auf ihren Rücken ausgetragen werden.

Für mich war es wichtig zu erkennen, selbst zu erleben, es zu spüren, dass ich diejenige war, die von meinem Erzeuger verwendet wurde, um meine Mutter zu verletzen. Für mich war es wichtig zu sehen, dass es hier nicht um mich und mein Verhalten ging. Ich war zwar Teil des Systems, aber mein Verhalten, egal wie perfekt, konnte nichts an dem Verhalten meines Vaters ändern. Er hatte andere Absichten. Ihm ging es nicht um meine Schulnoten oder um meine sportlichen Leistungen.

„Und jetzt stell die Figuren so hin, dass sich die zehnjährige Sophie gut fühlt."

Ich stellte meine Mutter neben mich und meinen Vater in eine entferntere Position, aus der ich ihn gut beobachten konnte. Ich wollte ihn nicht aus den Augen verlieren, aber auch nicht so konfrontativ in meiner Nähe haben. Meine Mama wollte ich neben mir spüren, wir waren ein Team. Wir haben alles zusammen gemeistert und tun es auch heute noch.

„Stehen so alle gut?“
„Ja, so stehen alle gut. Ich fühle mich jetzt freier.“

Solche spontanen Aufstellungen machten wir immer wieder. Sie haben mir geholfen, mit etwas Abstand die Dinge zu betrachten. Diese Aufstellungen haben mir Systeme veranschaulicht, die ich auch, nach Erkennen der Situationen und Muster, aufbrechen konnte.

Man darf sich nicht vorstellen, dass das Verschieben von zwei Holzfiguren auf einem Brett alle Probleme löst. Vielmehr schafft es Bewusstsein über Beziehungen von Menschen zueinander. Mit einem klareren Bild über Verstrickungen ist das Auflösen oft einfacher.

Es ging also darum, einen Prozess in Gang zu setzen, diese Erkenntnisse im Unterbewusstsein zu verankern und zu verstehen, dass ich mein Verhalten selbst in der Hand habe. Und dass mein Verhalten auch etwas mit den Menschen in meiner Umgebung macht. Als Teil des Systems kann ich es zu meinem Wohlbefinden verändern.

Ich brauche meinen Körper nicht, um meinen Gefühlen Ausdruck zu verleihen. Meine Stimme ist das Sprachrohr meiner Seele.

Nach der Matura bin ich im Sommer den Jakobsweg von Frankreich nach Spanien gegangen. Es war ein Erlebnis, das mich sehr geprägt hat, denn ich fand zu mir. Auf 900 Kilometern, ohne

Smartphone und Freunde, gingen mir schnell die Alltagsprobleme aus, über die ich nachdenken konnte, und ich musste mich mit mir selbst beschäftigen. Der Jakobsweg war eine gute Möglichkeit, meinen Körper zu spüren, mich zu spüren, zu überprüfen, ob ich es überhaupt zwei Wochen lang mit mir selbst aushalte. Ich denke, ich hatte damals nicht so große Themen wie andere, die zum Beispiel nach einer Krebsdiagnose den Jakobsweg gingen. Aber ich hatte auch meine Themen, meine Gedanken und Bilder, und es war gut, ihnen an manchen Stellen des Weges zu begegnen und sie als Begleiter zu haben. Ich dachte viel über meinen Erzeuger, meine Mama, meine Schwester, mein Studium, meine gescheiterten Beziehungen nach. Die Gedanken waren keinesfalls nur negativ, ich erinnerte mich an lustige Momente mit meinen Cousins, aber eben auch an Ängste und Streits mit Menschen, die ich liebte. Es war befreiend, als ich in Santiago angekommen bin und wusste, dass ich es geschafft habe. Ich fühlte mich leichter, hatte schließlich weniger Gedanken und Ängste im Kopf. Ein Gefühl von Freiheit, Zufriedenheit und innerer Ruhe war in mir. Ich kann mich nicht erinnern, dass ich ein ähnliches Gefühl schon einmal zuvor gespürt hatte.

Ich lernte auf dem Jakobsweg einen gleichaltrigen Pilger aus Mannheim kennen, mit dem ich viele Erlebnisse teilen durfte. Aus einer Pilger-Gemeinschaft wurde Freundschaft und so kam es, dass wir gerne noch einmal den Weg nach Santiago de Compostela bestreiten wollten.

Als ich Brigitte von diesem Wunsch erzählte, war schnell klar, dass ich das Okay von meiner Internistin brauchen werde. Sie sollte entscheiden, ob mein Körper die Strapazen des Weges durchstehen und ich genug Energie haben würde, um ans Ziel zu kommen.

Meine Internistin war anfangs nicht sehr begeistert von der Idee. Ein neues Feilschen begann. Über die geplante Distanz und das Gewicht, das ich bis dahin zunehmen musste.

In mir kam ein enormer Widerstand hoch. Einerseits wusste ich, wie anstrengend ein solcher Weg ist und dass ich Reserven brauchen werde. Andererseits wollte ich auf keinen Fall zunehmen. Zu groß war die Angst, dass ich auf dem Weg ohnehin werde zunehmen müssen, da es schon bei meinem ersten Weg ausschließlich Spaghetti, also jede Menge Kohlenhydrate, zu essen gegeben hatte.

Da ich meinem Freund aus Deutschland im Wort war, einigte ich mich also mit der Internistin auf zwei weitere Kilos und einen Weg durch Portugal, der nicht mehr als 350 Kilometer haben sollte.

Ich weiß noch, dass ich schon eine Nachricht mit einer Absage an meinen Freund verfasst hatte, aus irgendeinem Grund dann aber doch nicht abgeschickt habe.

Als ich in der darauffolgenden Woche bei Brigitte war, erzählte ich ihr von meinem Arzttermin, und sie merkte, dass ich völlig entsetzt war von der Forderung, zwei ganze Kilogramm zunehmen zu müssen. Ich erzählte ihr, dass ich auch der Ärztin versichert hatte, regelmäßig essen, nicht zu viele Kilometer auf einmal gehen und das Gepäck auf das Minimum reduzieren zu wollen. Doch all das half nichts, ich musste zunehmen. Ohne Kilos kein Wandern. Keine Diskussion. Ich habe gewusst, ein paar Kilo mehr müssen es schon sein, ohne diese Substanz könnte es eng werden.

Ich war so verzweifelt, so geladen, so sauer. Zunächst auf sie und dann auf mich. Wieso habe ich mich in diese Lage gebracht? Wieso muss ich eine Ärztin um Erlaubnis fragen? Ich bin den dreifachen Weg ohne irgendwelche Diskussionen gegangen, habe nicht einmal dafür trainiert. Brigitte merkte, dass ich mit meinem inneren Widerstand zu kämpfen hatte und versuchte, dem Widerstand näher auf den Grund zu gehen.

„Sophie, was glaubst du, was passiert, wenn du die zwei Kilos zugenommen hast?“

Ich wusste zunächst keine Antwort, Fragezeichen in meinem Kopf machten sich breit.

„Was ändert sich, wenn auf der Waage eine andere Zahl steht, wenn du mehr Gewicht hast?“
„Wenn ich zunehme, glauben ja alle, dass es mir besser geht.“

Da war es. Mir wurde klar, dass ich meinen Körper als Spiegel meiner Seele missbrauchte. Mein Umfeld sollte anhand meines Körpers sehen, dass es mir nicht gut ging.

„Sophie, die Menschen, die dich lieben, wissen, dass es dir nicht gut geht, und sie werden sich auch weiter um dich sorgen. Egal, wie viele Kilos du hast. Denn sie wollen immer, dass es dir gut geht. Und noch viel wichtiger: Du hast eine Stimme. Du brauchst deinen Körper nicht, um deinen Gefühlen Ausdruck zu verleihen.“

Die Erkenntnis, dass mein Körper nicht dazu da war, um zu zeigen, dass ich sehr unglücklich war, war wichtig für mich. Diesen Satz habe ich mir oft vor dem Essen gesagt, mir richtig stark eingeprägt. Er kam auch in die Liste der Stehsätze, die ich in meinem Handy abspeicherte und immer wieder las, wenn es mir nicht gut ging. Die Erkenntnis war vor allem für die weitere Arbeit ein wichtiges Puzzlestück. Denn darauf konnten wir aufbauen, nämlich überlegen, wie ich denn meine Gefühle sonst ausdrücken könnte, wie ich meine Stimme verwenden konnte, um mich gehört zu fühlen.

Ich bin mir selbst eine gute Freundin.

„Sophie, hast du viele Freund:innen?"
„Ja, eigentlich schon."

„Was glaubst du, schätzen deine Freund:innen an dir?"
„Dass ich zuverlässig, immer für sie da bin. Dass ich ihnen zuhöre, sie unterstütze, nicht urteile."

„Bist du dir eine gute Freundin?"
„Ich mir?"

„Ja, bist du dir treu? Bist du dir eine unterstützende Freundin, die vor allem für dich da ist?"
„Nein."

„Sophie, du weißt doch um deinen ständigen inneren Dialog mit deinem kranken Anteil. Ich denke, es ist wichtig, dass du deiner inneren Freundin auch die Chance gibst, immer wieder zu dir zu stehen und dich zu ermutigen, gut auf dich aufzupassen. So, wie du es auch bei deinen Freund:innen machst."

Dieser Dialog mit Brigitte war der Beginn einer wunderbaren Freundschaft. Einer Freundschaft mit mir. Klingt superkitschig, oder? Es war anfangs auch sicher nicht so einfach, wie es scheinen mag. Wie in jeder Beziehung, muss man sich erst einmal aneinander gewöhnen und den anderen verstehen.

Die neue Freundin war sehr nett zu mir, wollte auf mich Acht geben. Ich empfand sie als extrem parteiisch, sie stand meinem gesunden Ich viel näher als meinem kranken Anteil in mir. Auf sie zu hören verlangte jede Menge Vertrauensvorschuss. Meine Freundin blieb hartnäckig und es fiel mir immer leichter, ihr etwas zuzugestehen. Mit ihrer Hilfe konnte ich leichter liebevoller mit mir sein. Denn sie war nicht die, die urteilte, sie sprach stets wohlwollend mit mir. Sie machte mir keine Vorwürfe oder war enttäuscht, wenn ich ihr einmal nicht folgte.

Diese Freundschaft wurde oft auf harte Proben gestellt. Ich kann mich daran erinnern, dass ich eine hartnäckige Nasennebenhöhlenentzündung bekam und mein Kopf sich anfühlte, als würde er im nächsten Moment explodieren. Trotz Antibiotika wollte sich die Entzündung nicht lösen. Ich merkte, wie sich auch hier mein innerer Widerstand vergrößerte. Einerseits wollte ich die Nasennebenhöhlenentzündung schnellstmöglich besiegen, um wieder auf die Uni gehen und meine Prüfung absolvieren zu können. Andererseits wollte ich aber keine Ruhe geben, nicht achtsam mit mir sein. Ich wollte keine Suppe essen, keine Nahrung zu mir nehmen, schließlich lag ich den ganzen Tag nur herum und verbrannte keine Kalorien. Solche Gedanken machten mich sehr müde, ich war sehr hart zu mir und nach einem Telefonat mit Brigitte war eines wieder deutlich: Ich musste wirklich lernen, mir eine gute Freundin zu sein. Ich musste lernen, zu akzeptieren, dass ich jetzt eben krank bin und mein Körper jetzt besonders viel Zuneigung braucht.

Brigitte erinnerte mich immer wieder an meine innere Freundin, dass ich gut auf sie hören sollte. Und sie versicherte mir, dass diese Freundin es rundum gut mit mir meinen würde. Ich vertraute darauf. Ich vertraute auf Brigittes Worte und auf den Dialog mit meiner Freundin. Schließlich vertraute ich auf mich selbst.

Rückschritte sind Fortschritte

All die vielen Stunden bei Brigitte machten mich unfassbar müde. Jedes Mal, wenn ich das Therapiezentrum verlassen hatte, wankte ich mit einem völlig leeren Kopf zu einem Supermarkt und suchte mir Essen. Danach ging es schnell in meine Wohnung und ins Bett. Ich musste schlafen und die Eindrücke verdauen.

Manchmal schrieb ich mir Erkenntnisse auf, hielt sie auf meinem Handy als Bildschirmschoner fest oder schrieb sie an meine Pinnwand. Oft wollte ich aber gar nicht mehr daran denken oder daran glauben. Dass ich mir zum Beispiel wirklich eine gute Freundin sein soll, konnte ich lange nicht annehmen. Ich konnte es verstehen und ich konnte es mir wünschen, doch im Alltag schaffen konnte ich es nicht. Ich war stets hart zu mir, zwang mich zu hungern, bestrafte mich ewig lange für Misserfolge. Am schlimmsten war, wenn ich krank wurde, was aufgrund des geschwächten Immunsystems häufiger der Fall war. Ich hasste mich und meinen Körper für diese Schwäche, wollte und konnte nicht im Bett liegen und Essen zu mir nehmen, ohne mich davor und danach bewegt zu haben.

Wenn ich heute krank bin, habe ich immer Brigitte im Ohr, die mir einflüstert, dass ich in diesen Momenten besonders liebevoll zu mir sein soll. Dass ich heute ruhig auf meiner Couch liegen und mich verwöhnen kann, war ein hartes Stück Arbeit.

Oft wiederholten sich die Themen und manchmal geschah es, dass ich ungeduldig und voller Verzweiflung vor Brigitte saß. Wie lange würde das dauern? Wieso schaffe ich es nicht? Wieso kann ich nicht einmal stolz auf mich sein? Wieso kann ich mir nicht eine gute Freundin sein?

Brigitte verlor nie die Geduld, sie machte mir klar, dass auch Rückschritte Fortschritte sind.

Sie war nie böse auf mich, manches Mal erhob sie energisch die Stimme des gesunden Anteils in mir. Damit half sie mir, dass ich nicht nur die kranke Stimme, die Stimme, die nichts verzeihen und nur bestrafen konnte, etwas weniger laut wahrnahm. Ich konnte meinen gesunden Anteil, der an mich glaubte und mir half, mir selbst eine gute Freundin zu sein, durch ihre Hilfe besser hören und stärken.

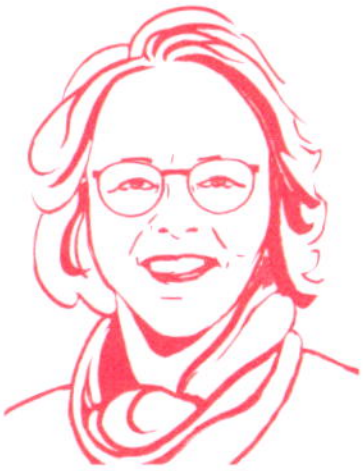

Wenn Sophie schreibt, ich war ihre stärkste Bezugsperson, so war ich das immer in der professionellen Haltung, nicht als Ersatz-Mama oder Ersatz-Freundin. Leider lassen sich insbesondere Mütter oft verunsichern, wenn sie merken, dass eine Therapeutin plötzlich vertrauter wird für ihr Kind.

Hilfreicher ist es als Mutter zu hoffen, dass ihr Kind gut in der Therapie landen, Vertrauen fassen kann, sich alles von der Seele reden zu dürfen, damit sich dadurch ein guter Heilungsprozess entwickeln kann. Oft geht den Eltern dieser Prozess zu langsam und sie stellen die Therapie infrage. Das heißt aber leider auch, dass sie ihr Kind dadurch verunsichern und ihm nicht die Zeit geben, die es braucht, um gesund zu werden.

Mir war immer wichtig, Sophie zu vermitteln, dass sie diese Erkrankung hat, aber dass sie diese Krankheit nicht ist! Sie leidet an Anorexia nervosa, aber sie ist nicht diese Krankheit.

In der Fachsprache wird das „Desidentifikation“ genannt.

Es war mir überhaupt wichtig, immer auf Sprache zu achten, Sophie zu vermitteln, dass Sprache Wirklichkeit schafft und es hilfreicher ist, Sätze positiv zu formulieren, statt mit einer verneinten Aussage den negativen Aspekt weiter im Sinn zu haben. Ein Beispiel dafür ist, statt „Ich will mich nicht mehr abwerten“ zu sagen: „Ich will mir anerkennen …“

Warum kann es oft schwierig sein für Kinder, wenn sich Eltern trennen?

Bei den vielen Erst- und Beratungsgesprächen, die wir im Therapiezentrum führen, erfahren wir, dass Betroffene selten aus intakten Familiensystemen kommen. Viele haben das Schicksal einer Scheidung der Eltern erlebt. Junge Scheidungskinder glauben natürlich, dass sie auch Schuld daran haben, wenn sich die Eltern trennen. Sie bemühen sich danach besonders, es beiden Eltern recht zu machen und vergessen darüber, eigene Bedürfnisse wahrnehmen zu lernen. Da es nicht immer allen Eltern gelingt, Kinder aus den Streitereien rauszuhalten, sind viele Kinder überfordert, wenn sie mitunter eine ungesunde Vermittlerrolle einnehmen müssen. Den Einzelkindern fehlen auch Geschwister zur Unterstützung untereinander. Viele verstehen auch nicht, dass sie nicht beide Eltern gleich liebhaben dürfen, weil der verlassene Elternteil den anderen zu sehr abwertet. Dadurch kann es zu schwierigen Loyalitätskonflikten kommen. Dann kann es auch passieren, dass die Erkrankung an einer Essstörung die „gute Absicht“ hat, dass sich beide Eltern wieder gemeinsam ihrem Kind zuwenden.

Was sind Familienaufstellungen?

Ob in einer Gruppe oder in der Einzelarbeit helfen Aufstellungen, einen anderen Blick auf problematische Beziehungen und belastende Situationen zu bekommen.

In der Gruppe wählt die Person, die ein Anliegen hat, Gruppenteilnehmer:innen aus, die die Rollen von Familienmitgliedern oder inneren Anteilen übernehmen, und stellen sie intuitiv in den Raum. Dadurch werden innere Bilder und Muster sichtbar und somit auch wahrnehmbar gemacht.

Unterstützt durch Rückmeldungen der aufgestellten Personen und therapeutische Prozessarbeit entsteht eine Dynamik, die schrittweise Lösungen erfahrbar macht. Das ganze System erlebt Erleichterung, wenn alle ihren „richtigen“ Platz eingenommen haben.

In der Einzelarbeit wird entweder ein sogenanntes Familienbrett mit unterschiedlich großen Holzfiguren verwendet oder man arbeitet mit Bodenmarkierungen und die Betroffenen erspüren selbst die einzelnen Positionen.

Was kann helfen, wenn sich Betroffene zu sehr mit der Essstörung identifizieren?

Es ist wichtig, den Betroffenen zu vermitteln, dass sie zwar viel zu lange ihr Augenmerk auf ihren Körper und ihr Gewicht, mit dem sie so unzufrieden sind, gelegt und dabei in all dieser Zeit übersehen haben, dass sie auch Gefühle haben, die sie mitunter viel zu selten zum Ausdruck gebracht haben. Hilfreich dazu ist, ihnen zu vermitteln: „Ich habe einen Körper – und ich bin nicht mein Körper, ich bin mehr“, denn der Körper kann sich ausgeruht oder ausgelaugt, hungrig oder satt, schmerzhaft oder gut trainiert anfühlen, aber das hat nichts mit dem Ich zu tun. Ebenso erlebt jeder die unterschiedlichsten Gefühle, man kann fröhlich oder traurig sein, wütend oder furchtsam, man kann sich manchmal von Gefühlen überschwemmt fühlen oder keinen Zugang zu ihnen haben, und auch da gilt: „Ich habe Gefühle – und ich bin nicht meine Gefühle, ich bin mehr.“

Warum fällt es vielen Betroffenen so schwer, sich selbst eine gute Freundin zu sein?

Betroffene haben durch ihr eigenes Leid eine große Sensibilität für die Sorgen anderer, können gut zuhören und überfordern sich dabei gerne, weil sie immer bereit sind, zum Beispiel für Freundinnen da zu sein, mit viel Einfühlungsvermögen deren Zoff mit Eltern oder Stress mit Freunden anzuhören und ihnen gut zuzureden. Aber fragt man sie, ob sie sich selbst eine verständnisvolle, gute Freundin sind, so antworten sie meist mit einem entsetzten „Nein!“

Im Laufe der Essstörungserkrankung suggeriert ihnen nämlich die kranke innere Stimme: „Ich weiß, was gut ist für dich! Mich brauchst du, damit du stark sein kannst, mir kannst du vertrauen! Ich bin deine beste Freundin!“ Damit wiegen sie sich in einer falschen Sicherheit bezüglich ihres kargen restriktiven Essverhaltens und verurteilen sich sehr, wenn sie ihrem Hunger- oder Gustobedürfnis nachgeben. Auch werten sie sich für alles schnell ab und erlauben kein zufriedenes Anerkennen, wenn ihnen einmal etwas gut gelungen ist, denn es hätte ja noch besser sein können. Das ist traurig, weil sie sich selbst in so vielen Situationen schlecht behandeln, so wie sie es niemals einer Freundin antun würden.

Jedes Gramm ein Stück Glück

Gesund wirst du nur, wenn du isst! Regelmäßig. Ausreichend. Abwechslungsreich.

Das Anstrengendste an meiner Essstörung war der andauernde innere Kampf.

Ich fühlte mich, als würden zwei Herzen in meiner Brust schlagen, hörte zwei Stimmen, die um Aufmerksamkeit buhlten.

Der gesunde Anteil in mir wollte essen, der kranke suchte nach Gründen, warum ich dieses Essen nicht verdient habe, und machte mir nach jedem Bissen ein unheimlich schlechtes Gewissen. Der kranke Anteil in mir vergaß kein Stück Schokolade, das ich gegessen habe, keine Sekunde, die ich faul auf dem Sofa gelegen bin. Immer wieder kamen diese Stimmen in mir hoch, besonders laut waren sie, wenn ich allein war, was zunehmend der Fall war. Denn kontrolliertes Essen funktionierte in Gesellschaft nicht besonders gut, ich wollte Diskussionen über mein Essverhalten vermeiden und hatte auch immer weniger Kraft für Aktivitäten mit Freund:innen.

Der kranke Anteil wusste es geschickt, jede Art der Emotion gegen mich einzusetzen. Enttäuschung, Wut, Zorn – alles, was ich gerade nicht aushalten konnte, richtete ich gegen mich selbst. Sogar die guten Dinge. Wenn ich einmal auf der Uni erfolgreich war, kamen sofort Gedanken wie „Na siehst du, klappt doch gut so" in meinen Sinn. Es war wie ein Zwang. Mein Kopf war nur noch voll mit solchen Gedanken.

Diesem Zwang zu folgen, kostete enorm viel Energie, denn mein gesunder Anteil in Form von unfassbarem Hunger gab sich nicht geschlagen und verhandelte immer wieder mit meinem kranken Anteil. Oft wünschte ich mir, dass dieser gesunde Anteil endlich aufhören würde.

Mein großes Glück war, dass ich den gesunden Anteil in mir nie ganz verhungern lassen konnte. Diese Kraft in mir hielt mich

am Leben. Natürlich wünschte ich mir oft, den gesunden Anteil auslöschen zu können, dann hätten die vielen inneren Widerstände aufgehört und ich hätte das Essen wohl komplett eingestellt. Doch der gesunde Anteil kämpfte sich immer wieder zurück, er war richtig verbissen. Er hatte Hunger auf L(i)eben.

Dieser ständige Konflikt in mir machte mich unheimlich müde und nervös.

Jeden Tag aufs Neue jene vielen kontrahierenden Gedanken, die so schnell und laut in meinem Kopf hin- und hergingen, waren unerträglich.

Ich war permanent voller Spannung, kaute an meinen Nägeln und selbst die kleinste Kleinigkeit konnte mich oft zum Weinen oder zu anderen starken Emotionen bringen. Diese Gefühlsausbrüche waren dann wiederum ein guter Grund, mich zu bestrafen. Und so drehte sich die Spirale weiter und weiter.

Dazu kam, dass ich vielen Influencer:innen auf Social Media folgte, die gerne ihre Sporteinheiten und die darauffolgenden Mahlzeiten posteten. Bauchmuskeltraining, Low Carbs, exotische Früchte und figurbetonte Outfits gaben mir den Rest. Wie konnten diese Frauen so hart an sich arbeiten, strahlend schön und glücklich sein und ich nicht?

Auch wenn ich wusste, dass vieles davon fake war, die Fotos retuschiert und mit vielen Filtern versehen waren, wollte ich ein Stück weit so sein wie diese jungen Frauen. Mein Algorithmus ließ mich denken, dass die Welt schier nur noch aus Models, harten Work-outs und Low-Carbs bestehen würde.

Diesen Algorithmus zu durchbrechen hat tatsächlich seine Zeit gedauert, denn immer wieder blieb ich bei Inhalten, wie Videos von Bauchmuskeltrainings hängen. Bis ich unterscheiden konnte, welche Inhalte für mich gut waren und welche mir schadeten, dauerte es eine Zeit. Es war ein Prozess, so wie alles andere auch.

Heute folge ich nur noch Personen, die Wert auf authentischen Content legen und gesundes Selbstwertgefühl mit ihrer Community teilen. Schließlich sollen digitale Plattformen der Vernetzung und der Inspiration dienen. Sobald Inhalte zur Nachahmung anregen, kann es schnell ungesund werden. Achtsam zu bleiben ist wichtig für mich, denn jede:r von uns weiß, wie schnell man Stunden vor sich hin scrollen kann, ohne es zu bemerken. Das Messen meiner Screen-Zeit mit dem Handy und eine bestimmte Anzahl an privaten Online-Stunden für mich zu definieren, hilft mir sehr.

In einem Termin mit meiner Internistin wurde ich gefragt, ob ich eine Lieblingsspeise habe.

Voller Begeisterung nickte ich mit dem Kopf und sagte: „Sushi!“

„Ihnen schmeckt also noch das Essen? Es ekelt Ihnen nicht davor?“, zeigte sich die Ärztin überrascht. „Ja, ich mag gutes Essen“, antwortete ich und ich erfuhr, dass es viele Patient:innen gibt, die einen Ekel gegen Essen entwickeln und es gut sei, dass mir Essen per se schmeckte.

Oft erinnerte ich mich an dieses Gespräch und ich hasste mich dafür. Wieso musste mir Essen schmecken? Wäre alles nicht viel einfacher, würde mir davor grausen?

Bin ich froh, dass ich diesen Ekel nie entwickelt habe! Auch das war sicher einer der entscheidenden Faktoren, warum sich mein gesunder Anteil letzten Endes leichter durchsetzen konnte!

Die Termine bei meiner Internistin kosteten große Überwindung, denn bei ihr ging es um die hard facts. Sie wollte eine genaue Aufzeichnung meiner Mahlzeiten, checkte jedes Mal meine Organe und stellte mich auf die Waage. Schummeln ging nicht, sie kannte alle Tricks.

Meine Internistin machte mir schnell klar, dass es so nicht weiterginge, „Gesund werden Sie nur, wenn

Sie essen!“, hörte ich gefühlt in jeder Sitzung. Auch Brigitte zeigte mir auf, dass stärkere Nerven stark mit physischer Gesundheit zu tun haben.

Wenn ich heute anstrengende Tage habe oder nervös bin, esse ich. Ich gebe acht, dass ich an stressigen Tagen genügend Nahrung zu mir nehme, schließlich kommt der Begriff Nervennahrung nicht von ungefähr.

Dennoch fühlten sich die Essenspläne, das Mehressen einfach schrecklich an. Es war eine Qual. Ein neuer, wesentlich offensiverer Kampf begann. Denn mit Beginn der Therapie hatte mein gesunder Anteil Mitstreiter:innen, das „intakt“-Team, das genau wusste, an welchen Schrauben es drehen musste.

Die Essenspläne von meiner Internistin wurden anfangs im zweiwöchentlichen Takt besprochen. Ich musste jede einzelne Speise inklusive Mengenangaben penibel genau anführen. Mit der Internistin musste ich jeden einzelnen Tag besprechen und ich bekam beinhartes Feedback. Sie hinterfragte jede Kleinigkeit, wollte wissen, wieso mir an einem Tag Fortschritte gelungen waren und warum am anderen nicht. Mit Aussagen wie „An dem Tag ging es ja richtig gut. Wie ist denn das gelungen?“ und „Aha, am nächsten Tag war dann das schlechte Gewissen aber groß. Da haben Sie dann wieder eingespart“ traf mich meine Internistin mitten ins Herz. Sie wusste genau, was ich dachte und wie ich tickte.

Sie sah sofort, dass nach guten Tagen schlechte folgten. Denn nach Tagen, an denen ich mehr aß, zeigte die Waage plötzlich eine höhere Kommazahl an und mein kranker Anteil wurde lauter. So begann ich also mich für dieses scheinbar unkontrollierte Verhalten wieder zu bestrafen und entsprechend weniger zu essen.

Ich hatte damals die ehrliche Angst, die Kontrolle über meinen Körper zu verlieren. Man möchte denken, dass ich an den „guten Tagen" das Essen regelrecht verschlungen habe, doch dem war nicht so. Das Gefühl des Kontrollverlustes begann bereits bei einer Rippe Schokolade, einem zusätzlichen Apfel oder einen Glas Orangensaft. Aus heutiger Sicht unbegreiflich.

Nach dem Durchsprechen der vergangenen Wochen wurden die nächsten Ziele vereinbart. Penibel genau haben wir besprochen oder besser gesagt diskutiert, bei welcher Mahlzeit es noch mehr Kohlenhydrate, noch mehr Fett brauchte.

Eine der großen Diskussionen war zum Beispiel das Salatdressing. Den Zitronensaft sollte ich mit je zwei Esslöffeln Essig und Öl ergänzen.

Von den Brotscheiben, die ich zu meinem Salat essen sollte, die handgroß und daumendick sein mussten, ganz zu schweigen. Ich verschränkte meine Arme, schüttelte verzweifelt den Kopf und brach manches Mal sogar in Tränen aus. Doch die Internistin blieb auch dieses Mal hart.

Dass mich zwei Esslöffel Öl zum Weinen bringen konnten, zeigt, wie stark mich diese Krankheit bereits unter Kontrolle hatte. Jedes Mal, wenn ich heute koche, Fisch in Olivenöl anbrate oder mir auch nur eine Scheibe Brot mit Käse belege, freue ich mich. Diese kleinen, scheinbar banalen Taten sind der tägliche Beweis, dass ich gesund bin.

Nach der Ordination suchte ich im Supermarkt ein Öl, das möglichst wenige Kalorien auf dem Etikett aufwies. Erdnussöl wäre niemals in meinem Einkaufswagen gelandet, auch wenn ich den Geschmack sehr mochte. Statt Essig verwendete ich gerne Zitronensaft, auch hier war die Anzahl der Kalorien entscheidend.

Das Dressing konnte ich nicht beim ersten Salat verwenden, auch beim zweiten und dritten Mal war ich zögerlich. Manchmal habe ich es ohne großen inneren Widerstand geschafft, an anderen Tagen musste ich das Öl auch wieder weglassen.

An den Tagen, an denen meine Stimmung besser war, weil ich zum Beispiel mit Freund:innen in der Natur war oder eine erfolgreiche Sitzung hatte, erreichte ich die Ziele leichter. Auch das Essen in Gesellschaft machte es meinem kranken Anteil schwerer, denn vor meinen Freund:innen konnte ich keinen halbleeren Teller bestellen und auch keinen halbvollen Teller stehen lassen. Außerdem konnte ich die Zutaten bzw. die Zubereitung nur schwer kontrollieren. Ich war nicht imstande, herausfinden, ob der Beilagensalat mit zwei oder mehr Esslöffeln und mit welchem Öl er angemacht war.

Nach dem Essen fühlte ich mich oft schlecht. Noch während ich am Esstisch saß, setzte das schlechte Gewissen ein. Sofort versuchte ich die zu mir genommenen Kalorien zu kalkulieren und überlegte, wie ich diese zusätzlichen Kalorien mit den nächsten Mahlzeiten wieder ausgleichen konnte. Manches Mal ergaben meine Berechnungen, dass ich eine Mahlzeit ganz auslassen musste, was ich dann oft tat. Immer öfter schaffte ich es aber, dass ich dennoch eine Birne, ein Joghurt, also wenigstens eine Kleinigkeit zu mir nahm. Das lag sicher daran, dass ich wusste, dass sonst mein Essensplan ein leeres Feld aufweisen und das zu unangenehmen Situationen mit der Internistin führen würde. Manches Mal hat mein gesunder, hungriger Anteil auch einfach gesiegt und konnte mein schlechtes Gewissen ein Stück weit beruhigen. Dabei halfen auch die Glaubenssätze von Brigitte.

Meine Nerven brauchten das Essen, mein Hirn funktionierte auch nur dann gut.

Neben meiner Psyche machte auch mein Körper Probleme. Mein Magen war lange Zeit nur Salat, Obst und Joghurt gewohnt. Plötzlich erhielt er Kohlenhydrate, mehr Fett und generell warmes Essen. Mein Bauch war aufgebläht, ich bekam oft Sodbrennen und mein Darm reagierte mit Verstopfungen, die wiederum zu Bauchkrämpfen führten. So richtig wohl fühlte ich mich also nicht nach dem Essen, besonders dann nicht, wenn mein Bauch scheinbar viel größer war und meine Hose spannte. Oft versuchte ich die zusätzlichen Kalorien mit Sporteinheiten wieder auszugleichen.

Dass meine Hosen in Wirklichkeit noch immer viel zu weit und meine Rippen an jeder möglichen Stelle sichtbar waren, konnte ich nicht erkennen. Immer wenn ich vor dem Spiegel stand, sah ich eine dicke junge Frau, sah Fett an den Hüften und den Oberschenkeln. Ich hörte zwar, dass meine Familie und Freunde mich als viel zu dünn ansahen, ich konnte es aber beim besten Willen nicht erkennen.

Das verzerrte Selbstbild ist das Trügerischste an dieser Krankheit! Durch die fehlende Fettzufuhr konnte mein Gehirn nicht mehr richtig arbeiten und mein Selbstbild war in einer Schieflage!

Mittlerweile kenne ich die Grenze, ab wann meine Wahrnehmung falsch ist. Bin ich unter dieser Gewichtsgrenze, nehme ich mich als wesentlich dicker wahr, als ich es tatsächlich bin. Bin ich über der Gewichtsgrenze, bin ich mit meinem Körper zufrieden und komme gar nicht auf die Idee, mich auf die Waage zu stellen.

Die Gewichtszunahme dauert lange und ging nur schleppend voran, doch es ging voran. Ein wichtiger letzter Anschub war die Motivation, ein Auslandspraktikum zu absolvieren. Die Ärztin war auch hier beinhart und ließ mich, genauso wie beim Jakobsweg davor, nur gehen, wenn die Waage eine bestimmte Zahl anzeigte. Da ich das Praktikum unbedingt machen wollte, ließ ich mich auf den Deal ein und stockte mein Essen entsprechend auf, auch wenn es mir an vielen Tagen schwerfiel. Doch auch hier siegten mein Ehrgeiz und dieses Mal arbeitete ich für meinen Körper, für mich.

Wäre meine Arbeit mit Brigitte nicht schon sehr fortgeschritten gewesen, hätte ich diesen Deal mit der Internistin sicher nicht so schnell eingehen können. Die Gewichtszunahme spiegelte den stetigen Fortschritt meiner Seelenheilung sehr gut.

Schließlich kämpfte ich mich in eineinhalb Jahren auf plus sieben Kilogramm hoch. Jedes Gramm ein Stück Glück.

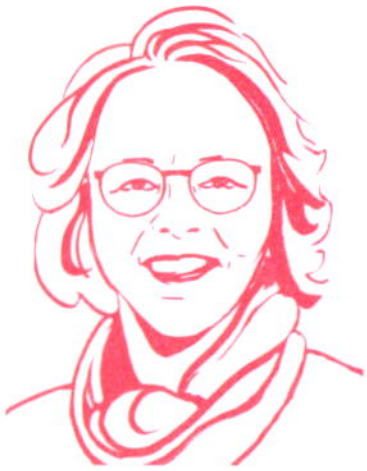

Sophie erlebt die Veränderung ihres Essverhaltens in vielen kleinen Schritten. Sie merkt immer wieder, wie sehr ihr kranker Anteil in stressigen oder belastenden Situationen die Oberhand gewinnen will und wie sie bei jeder Mahlzeit dagegen ankämpfen muss. Doch im Laufe der Zeit gelingt ihr das Verhandeln zwischen dem kranken und gesunden Anteil immer besser, weil sie bewusster zu sich und ihren Bedürfnissen stehen lernt. Hilfreich war dabei, dass sie mit ihrem Auslandspraktikum ein klares Ziel vor Augen hatte.

Aber sie zeigt auch, wie mühsam und anstrengend dieser Weg zum Gesundwerden ist.

Was sind die Schwierigkeiten, wieder zu einem gesunden Essverhalten zurück zu finden?

Wenn Betroffene über längere Zeit ihre Nahrung sehr eingeschränkt haben, so verlieren sie ihr Gefühl für ausreichende, ihrem Alter und Körpergröße entsprechende Nahrungsmenge. Manche haben die Kalorienzufuhr auf manchmal weit unter 1000 Kalorien reduziert und wissen jedoch nicht, dass der Körper allein zur Versorgung der Organe mindestens 1000 Kalorien braucht, 500 davon benötigt das Gehirn. Dabei ist aber noch keine Bewegung in welcher Form auch immer berücksichtigt.

Zu Beginn der Therapie geht es darum, das momentane Gewicht halten zu lernen. Damit Betroffene nicht weiter abnehmen, müssen sie allerdings mehr Kalorien zu sich nehmen. Allein dieser Veränderungsprozess macht den Betroffenen beim Essen unglaublichen Stress. Sie fürchten bei jedem Bissen mehr, gleich viel zu viel zuzunehmen. Sie kämpfen mit jedem Bissen gegen die perfiden Einflüsterungen des kranken Anteils („Du zeigst Schwäche, wenn du das jetzt isst!", „Hast du heute überhaupt die Möglichkeit, das wieder abzutrainieren?", „Du weißt, dass du nach dem Essen wieder Magenkrämpfe bekommen wirst!"...) und sind gleichzeitig den erwartungsvollen Blicken ihrer Umgebung ausgesetzt. Solche Mahlzeiten sind eine große Herausforderung für alle Beteiligten. Je mehr Verständnis für diesen inneren Kampf möglich ist, desto weniger Druck wird erzeugt und dann können sich Betroffene leichter überwinden, mehr zu essen. Für diesen Prozess braucht es vor allem Geduld, Geduld, Geduld, eine entspannte Atmosphäre und trotz allem ein liebevolles Miteinander. Doch leider kann das nicht immer gelingen.

Bei gemeinsamen Mahlzeiten ist darauf zu achten, dass die Essgewohnheiten für die restliche Familie beibehalten werden und sich niemand wegen der Betroffenen verbiegen muss. Denn auch Geschwister oder Partner:innen brauchen stimmige Mahlzeiten, das heißt eine Zeit zu entspannen und sich auszutauschen. Manche Betroffene schaffen es nicht, an gemeinsamem Essen teilzunehmen und flüchten in ihre Zimmer, aber das darf die Stimmung der restlichen Familie nicht beeinträchtigen. Oft essen Eltern oder Partner:innen mehr, in der Hoffnung, auch die Betroffenen dazu zu ermutigen. Jedoch ist es am hilfreichsten, wenn jeder gut für sich sorgt und dadurch die Betroffenen es auch wieder lernen. In manchen Familien oder Beziehungen könnte es aber auch notwendig sein, eigene Essensgewohnheiten zu hinterfragen und neu zu gestalten. Es ist für Betroffene wenig hilfreich, wenn andere Familienmitglieder gerade selber gegen zu viele Kilos ankämpfen, während sie selber mehr essen müssen.

Mehr Essen heißt, sich in kleinen Schritten zuzumuten, während der Mahlzeiten außer dem Gemüse und dem Obst auch wieder Kohlenhydrate oder Fett zuzulassen, oder auch das, was man früher gerne gegessen hat, worauf man eigentlich immer Gusto gehabt hätte, aber nicht einmal den Gedanken daran zugelassen hatte. Gleichzeitig haben Betroffene Angst, aus einem Nachholbedarf gleich viel zu viel zu essen. Nach dem langen Hungern wird das Mehr an Essen gleich sehr belastend erlebt, vor allem weil das Völlegefühl den Fokus auf den Bauch legt. Der Bauch ist bei fast allen Betroffenen ein großes Thema. Er müsste eigentlich so flach wie im abgemagerten Zustand bleiben, obwohl er durch die verstörte Körperwahrnehmung auch damals als zu groß erlebt wurde. Erst mit der Zeit können Betroffene darauf vertrauen lernen, dass der Verdauungsprozess eine Weile dauert, bis sich ein Wohlgefühl einstellt.

Meist glauben Betroffene, das Essen durch übermäßigen Bewegungsdrang wieder kompensieren zu müssen, aber letztlich müssen sie lernen, den sportlichen Ausgleich für sich zu finden, der ihnen guttut.

Wenn Betroffene mit der Zeit zunehmen, haben sie Sorge, dass dann alle glauben, jetzt wäre ohnehin alles in Ordnung, sie aber die eigentlichen Themen für sich in der Therapie noch nicht ausreichend aufarbeiten konnten. Deshalb muss man in der Therapie das Augenmerk immer wieder darauf legen, dass Betroffene lernen, achtsamer mit sich zu sein, wahrzunehmen, was ihnen guttut und welche Bedürfnisse, Wünsche und Ziele sie leben wollen.

Kritisch ist auch meist die Phase, wenn das Gewicht entweder die 40- oder 50-Kilogramm-Grenze, also eine Zehnergrenze, übersteigt. Man kann dann mit Betroffenen gemeinsam herausfinden, welches Gewicht sie zu Beginn des Abnehmens angestrebt haben. Dann erinnern sie sich, dass sie dadurch noch keine Veränderung erfahren haben, die sie sich erhofft hatten, und wollten die nächsten fünf bis zehn Kilogramm abnehmen, um dann endlich zu erreichen, dass sie selbstbewusster, durchsetzungskräftiger oder kontaktfreudiger und anerkannter werden. Letztlich konnten sie aber nur auf ihre Willenskraft stolz sein, und es ist ihnen in der Therapie bewusst geworden, welchen Preis sie dafür zahlen mussten. Betroffene erinnern sich auch oft, ab welchem Gewicht das Abnehmen für sie eine bedrohliche Eigendynamik bekommen hatte. Dann kann man nur versuchen, ihnen zu erklären, dass sie noch weit unter diesem Gewicht liegen und sie keine Angst vor Übergewicht zu haben brauchen. Als Angehörige ist es so wichtig zu würdigen, dass das Thema Essen sehr, sehr herausfordernd ist, und anzuerkennen, dass Betroffene sich bemühen! Und es braucht für alle Geduld, Geduld, Geduld.

Was wird mit Essen kompensiert?

Grundsätzlich kann Essen trösten, wenn man einsam ist, wenn man sich unverstanden, überfordert oder nicht geliebt fühlt. Als Baby erlebt man im besten Fall, dass gehalten, gefüttert und geliebt zu werden eins ist. Deshalb kann Essen an diese alten Gefühle der Vertrautheit erinnern.

An Magersucht Erkrankte unterdrücken durch Nichtessen ihre Gefühle und erleben dadurch ein starkes Kontrollbedürfnis. Obwohl sie immer Hunger haben und ihre Gedanken sich tagaus, tagein ums Essen drehen, fühlen sie sich stark, besonders und vor allem besser als alle anderen.

Wenn Betroffene an Bulimie leiden, dann kann Essen dem Stressabbau dienen und das Erbrechen danach lässt aus Erschöpfung zur Ruhe kommen. Doch die Scham und das immer wieder von Neuem verzweifelte Versuchen, es nicht mehr zu machen und trotzdem nicht anders zu können, führen unter Umständen dazu, dass nicht nur abends, sondern auch tagsüber Ess-Brechanfälle auftreten. Dadurch entwickeln Betroffene eine verzweifelte Selbstabwertung und sogar Hass gegen sich selbst, und dann führt das Essen auch zu einem selbstverletzenden Akt.

Ähnlich ist es bei der Binge-Eating-Störung, da kann das Essen eigene Verzweiflung, Unzufriedenheit, Einsamkeit oder Traurigkeit betäuben, man spürt kein Sättigungsgefühl mehr, sondern isst, bis man glaubt, man würde gleich platzen, und dann ist man erst recht verzweifelt.

Hat Essen etwas mit Macht zu tun?

Eltern und Angehörige erleben sich sehr, sehr ohnmächtig, wenn Betroffene nicht essen. Auch wenn oft gesagt wird, dass diese eine große Macht mit ihrem Nichtessen ausdrücken, so darf nicht unterschätzt werden, wie groß aber auch deren Ohnmacht dahinter ist.

Allerdings können sich Betroffene erhaben fühlen, wenn sie es schaffen, auf Essen zu verzichten, obwohl sie hungrig sind, denn hungrig sind alle Betroffene! Aber sie und ihre Umgebung wissen auch, dass nur sie sich immer wieder von Neuem entscheiden müssen oder können, ob sie essen oder nicht. Aber es muss auch bedacht werden, dass der kranke Anteil ab einem starken Untergewicht lange Zeit die meiste Macht hat und Betroffene dadurch kaum Handlungsfreiraum haben.

Wie hat sich die Covid-Pandemie für Betroffene ausgewirkt?

Die Lockdowns aufgrund von Covid-19 haben uns alle vor große Herausforderungen gestellt.

Für Jugendliche hatte das zur Folge, dass sie wegen Homeschooling und in ihrer Freizeit keine persönlichen Kontakte mit ihren Peers haben konnten. Dadurch waren sie sehr auf sich zurückgeworfen und haben sich vermehrt im Internet an Influencer:innen orientiert, die mitunter übertrieben Sport- und Ernährungsempfehlungen machen. Mit all den gefakten Bildern, mit denen Betroffene dadurch konfrontiert sind und die sie auch selbst ins Netz stellen, wächst die eigene Unzufriedenheit mit sich und ihren Körpern. Wenn diese Unzufriedenheit und das wiederholte Infragestellen der eigenen Person schon vor der Pandemie begonnen hatte, so kann dies schwierige Auswirkungen haben. Noch dazu bemerken Eltern und Angehörige das ungesunde Essverhalten durch das intensive Beisammensein, sorgen sich, machen Druck, suchen Unterstützung und müssen erfahren, dass durch den verstärkten Zulauf die Wartezeiten bei Beratungsstellen oder in Kliniken sehr lange sind.

Die Familie is(s)t mitten-drin

Die Krankheit stellte die Beziehung zu meinen Eltern auf eine harte Probe.

Während die Eltern versuchten, den Alltag möglichst normal zu gestalten und sich von meiner Magersucht in ihren Aktivitäten, Einkaufs- oder Essgewohnheiten nicht stören zu lassen, wollte ich jede Sekunde vorab geplant wissen. Am liebsten hätte ich andauernd gefragt, was sie wann essen und wann sie in den Supermarkt fahren werden. Auch wenn ich nichts sagte, meine innere Unruhe wurde auf meine Eltern übertragen und manchmal mussten sie auch Dampf ablassen. So kam es öfters vor, dass ich verzweifelt in mein Zimmer flüchtete und weinte.

Scheinbar unbeirrt von allem kochten und aßen sie, worauf sie gerade Lust hatten, und baten mich zu Tisch. Mich machten diese gemeinsamen Essen sehr müde, denn ich musste die Härte haben und mich mit einem Joghurt und Birnen neben sie setzen. Ich musste zusehen, wie sie Dinge aßen, die ich zu früheren Zeiten auch mochte. Die gemeinsamen Essen waren sehr belastend, es lag eine Schwere in der Luft, die uns meistens verstummen ließ. Zeitweise waren diese Situationen so anstrengend, dass ich weinend in mein Zimmer lief und mich in meinem Bett verkroch.

Wie konnten sie nur keine Rücksicht auf mich nehmen? Wieso kochen sie Nudeln, wenn sie doch wissen, dass ich keine Kohlenhydrate mag? Wieso wollten sie mich provozieren? So meine Gedanken.

Das Verhalten meiner Eltern, das Festhalten an ihren Routinen und an ihrem Essverhalten war goldrichtig! Ich bin so dankbar,

dass ich so starke Eltern habe! Sie haben nicht nachgelassen, weil sie mich lieben und aus keinem anderen Grund!

Meine Eltern scheuten keine Konflikte und haben mich regelmäßig auf mein Essverhalten angesprochen.

Sie wussten oft, dass ich sie häufig mit Unwahrheiten konfrontierte, ich Ausreden benutzte, um zu Hause nicht essen zu müssen. Diese Lügen waren sehr belastend für unsere Beziehung, ich konnte meinen Eltern nur noch schwer in die Augen sehen, wenn es um das Thema Essen ging. Zu sehr schmerzten mich auch die traurigen Augen meiner Mama.

Dass sie oft nicht sahen, welche großen Schritte ich bereits gemacht habe, stimmte mich ebenso verzweifelt. So habe ich einmal voller Stolz kein fettarmes Joghurt vor meinen Eltern gegessen und richtig gemerkt, dass sie mit diesem Fortschritt nicht viel anfangen konnten. Das kommentierte mein Papa auch entsprechend kritisch und wieder verkroch ich mich verzweifelt in mein Zimmer. Ich konnte nicht verstehen, wie man solch eine Änderung, eine Kaloriensteigerung von etwa 200 kcal nicht anerkennen konnte!

Mit meiner Gewichtszunahme wurden die Konflikte anfangs nicht weniger, doch sie wurden anders. Ich lernte, wie in den Therapiestunden von Brigitte besprochen, mich zu artikulieren und meinen Gefühlen vor meinen Eltern freien Lauf zu lassen. Langsam aber doch konnte ich meine Bedürfnisse kundtun und in Diskussionen eintreten, vor denen ich früher viel zu große Angst hatte.

Auch diese Prozesse brauchten Zeit und Raum. Nicht immer gelang eine sachliche Diskussion oder konnten Tränen vermieden werden, aber wir gaben alle miteinander nicht auf.

Von den Therapiestunden mit Brigitte erzählte ich keine Einzelheiten, ich wurde auch sehr selten danach gefragt.

Meine Mama hat mir erst unlängst erzählt, dass sie Angst hatte, ich könnte die Therapie eines Tages abbrechen und sie hätte keine Möglichkeit gehabt, mich zu zwingen, denn ich war bereits volljährig. Umso bewundernswerter ist es, dass meine Eltern mich nie zu sehr in eine Richtung gepusht haben. Sie haben mich unterstützt, aber nicht gedrängt. Auch dafür bin ich dankbar.

Es kam jedoch vor, dass ich manche Erkenntnisse teilen wollte, und ich fing an, meinen Eltern mein Empfinden, meine Gedankenwelt zu erklären, sprach von meinem kranken Anteil und meinen Emotionen.

Meine Eltern gaben sich alle Mühe, mich zu verstehen, meine Emotionen nachzuempfinden. Sie waren sogar bereit, mich in einzelne Therapiestunden zu begleiten und gemeinsam Themen mit meinem Psychiater zu besprechen. Ganz verstehen konnten sie als gesunde Menschen meine Gedanken und mein daraus resultierendes Verhalten nie. Aber es half schon, dass sie mich hörten und wir Themen, die unsere Beziehung zueinander betrafen, gemeinsam und strukturiert besprechen konnten. Ich hatte das Gefühl, dass der Psychiater als eine Art Übersetzer fungierte und wir die Aussagen des anderen besser annehmen konnten.

Jedes Mal, wenn ich nun bei meinen Eltern zu Abend esse und wir gemeinsam ein gutes Glas Wein trinken, freue ich mich! Dass wir heute so voller Lebensfreude zusammen am Tisch sitzen, ist für uns alle keine Selbstverständlichkeit und war ein hartes Stück Arbeit von allen Beteiligten!

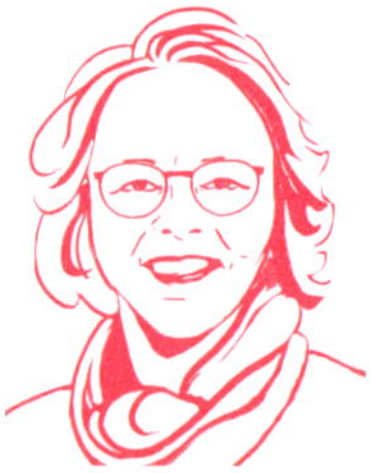

Sophie hatte großes Glück, dass ihre Eltern sie auf vielen Ebenen, nicht nur finanziell, unterstützt haben.

Gleich zu Beginn der wirklich kritischen Phase – bis dahin konnte Sophie ihre Krankheit noch halbwegs verheimlichen, weil sie nicht mehr zu Hause gewohnt hatte, und wenn auch die Eltern vom veränderten Essverhalten ihrer Tochter irritiert waren, so ahnten sie nicht, welche gesundheitlichen Auswirkungen das für Sophie haben würde – waren sie schnell zur Stelle und froh, dass der Arzt auf der Psychiatrie Sophie ermutigen konnte, für ein paar Tage aufgenommen zu werden.

Anschließend war klar, dass Sophie professionelle Hilfe brauchte. Aber auch da ist es den Eltern gelungen, dies Sophie in einer Form zu vermitteln, dass sie es auch annehmen konnte.

Weil Sophie nicht mehr zu Hause gewohnt hat und sie meist nur zum Wochenende nach Hause kam, haben die Eltern nicht täglich ihren Kampf ums Essen, ihre Launenhaftigkeit und Stimmungsschwankungen miterlebt. Dadurch ist es ihnen vielleicht leichter gefallen, an ihren gemeinsamen Wochenenden die Mahlzeiten nach eigenen Bedürfnissen zu gestalten und das Sophie zuzumuten.

Es ist den Eltern gelungen, Sophie kaum Druck zu machen, und sie haben ihr dadurch vertraut, dass sie in ihrem Tempo ihren

Heilungsweg gehen wird. Wenn sie in Sorge um sie waren, haben sie sich gegenseitig gestärkt und konnten deshalb in liebevoller Haltung zu Sophie mit all ihren Ups und Downs stehen.

Als Sophie im ersten Lockdown wieder vorübergehend zu Hause einzog, konnte sie sehr heilsam ihre Zugehörigkeit zu ihrer Familie mit ihrer kleinen Schwester erleben, um dann auch wieder gut ihre Autonomie auf gesunde Weise zu schätzen.

Ein Glück war es auch, dass Sophie so schnell bei „intakt Therapiezentrum für Essstörungen" Vertrauen fassen konnte und auch bald gemerkt hat, dass sie allein sich für das Gesundwerden entscheiden musste. Und das tat sie auch!

Was heißt Therapie für Betroffene?

Wenn sich Betroffene – möglichst aus eigener und freier Entscheidung – auf einen therapeutischen Prozess einlassen, so heißt das, dass sie in einem geschützten Raum mit neutralen, ausgebildeten, wertfreien Therapeut:innen über ihre Ängste, Probleme, Gefühle, Enttäuschungen, Bedürfnisse und Sehnsüchte sprechen können. Und sie wissen, dass keine Information darüber weitergegeben wird, sondern streng vertraulich behandelt wird. Austauschen darüber darf sich nur das miteinander arbeitende interdisziplinäre Team, aber auch da nur unter strenger Verschwiegenheitspflicht.

Dafür schaffen Therapeut:innen eine warmherzige, einander zugewandte, vertrauensvolle Atmosphäre, in der sich Betroffene frei fühlen sollten, sich das Belastende ehrlich von der Seele zu reden. Therapeut:innen sind mit allen Sinnen dabei: Sie hören aufmerksam zu, achten auf Mimik und Körperhaltung ihres

Gegenübers und sind auch in Kontakt mit der eigenen Körperwahrnehmung sowie mit inneren Bildern oder Gedanken, die auftauchen und die sie eventuell auch zurückmelden.

Manchmal gelingt ein stimmiges Miteinander recht schnell, manchmal dauert es etwas länger, bis Betroffene sich trauen, sich auf diese neue Beziehung einzulassen, und manchmal stimmt die Chemie zwischen beiden nicht wirklich, dann sollte man es offen ansprechen und eventuell die Therapeut:innen wechseln.

Was bedeutet es für Angehörige, wenn das Kind, die Schwester/der Bruder oder der/die Partner:in in Therapie ist?

Eltern empfinden es meistens als entlastend, wenn sie wissen, dass ihr Kind endlich professionelle Behandlung bekommt. Mitunter erwarten sie, dass sich schneller ein verändertes Ess- und Beziehungsverhalten einstellt, und hinterfragen womöglich die Kompetenz der Therapeut:innen. Damit verunsichern sie Betroffene. Also ist vor allem Geduld wichtig und das Vertrauen, dass ihr Kind in guten Händen ist.

Oft werden Therapeut:innen ganz wichtige Bezugspersonen, allerdings mit der professionellen Haltung, nicht Ersatz-Mama oder Ersatz-Freund:in zu sein. Wenn Mütter merken, dass ihr Kind zu einer „fremden" Person mehr Vertrauen entwickelt, kann das irritieren und braucht die Einstellung: „Die Therapie ist nicht gegen mich, sondern für mein Kind da!"

Es kann aber auch sein, dass Eltern in Sorge sind, was alles hochkommen oder bewusst werden könnte. Eltern sollten möglichst wenig nachfragen, was in der Therapiestunde erlebt wurde. Allerdings kann es sein, dass sie von den Betroffenen mit früheren belastenden Ereignissen konfrontiert werden. Töchter und Söhne wollen dann nur gehört werden und wollen nicht schon wieder verstehen müssen, wenn sich Eltern dafür rechtfertigen oder verteidigen. Ein ehrliches und mitfühlendes „Das tut uns leid, dass dich das so belastet hat, das haben wir nicht gewollt!“ kann eine versöhnliche Wirkung haben.

Die Geschwister von Betroffenen leiden auch unter der schwierigen Situation im Umgang mit der Erkrankung. Einerseits nerven die ewigen Auseinandersetzungen bezüglich Kochens, Mahlzeiten und emotionalen Entgleisungen. Andererseits werden ihre eigenen Bedürfnisse kaum mehr wahrgenommen, weil die ganze Aufmerksamkeit den Betroffenen gilt. Meist gelingt es Geschwistern aber besser, sich klar von unerträglich launischem Verhalten abzugrenzen und entsprechend zu kontern. Sind Betroffene in Therapie, kann sich zu Geschwistern das Verhältnis bessern und ein verständnisvolleres Miteinander wieder oder überhaupt erst möglich werden.

Wenn ein Partner oder eine Partnerin in Therapie ist, kann dies die Beziehung zwar entlasten, aber auch herausfordern, denn ein therapeutischer Prozess erweist sich in manchen Phasen als sehr anstrengend. Wenn alte Verhaltensmuster durch neue, noch nicht erprobte ersetzt werden, kann das für beide irritierend sein, und auch da braucht es Geduld und Zuversicht. Auch wenn es primär um den Gesundungsprozess geht, braucht der/die Partner:in trotzdem den klaren Blick auf eigene Grenzen und wird sich dadurch auch mitentwickeln.

Wie stärke ich mich als Mutter?

Mütter sind meist die Ersten, die unter der Essstörungserkrankung ihres Kindes leiden. Sie stellen sich infrage, erleben sich voller Schuldgefühle und wollen jetzt alles besonders richtig machen. Sie unterwerfen sich den Einkaufs- und Kochansprüchen der Betroffenen, ertragen ihr launisches Verhalten und gehen dabei oft an die Grenzen ihrer Belastbarkeit. Sie geben ihr eigenes soziales Leben fast ganz auf, denn sie glauben, immer zu Hause sein zu müssen, damit die/der Betroffene ja nicht verhungert und um auch die Kontrolle über ihr/sein Essen bzw. Nicht-Essen zu haben. Da sich Betroffene selbst auch sehr zurückziehen und Freund:innen vernachlässigen und sogar den Kontakt mit ihnen abbrechen, glauben Mütter, die Rolle einer Freundin einnehmen zu müssen. Sie verlieren ihre Klarheit, haben immer nur Sorge, etwas falsch zu machen oder etwas zu sagen, was die Krankheit noch verschlimmern könnte. Leider verschlimmert dieses Verhalten nur die Symptome der Krankheit.

Mütter haben meist einen Job, oft auch einen anstrengenden. Sie dürfen sich nicht durch die Ansprüche der Betroffenen auspowern lassen, sondern müssen darauf achten, ihre eigenen Bedürfnisse wahrzunehmen und trotzdem weiter ihren regelmäßigen Freizeitbeschäftigungen nachgehen. Damit können sie wieder ihre eigene Batterie aufladen und haben dann mehr Geduld oder Gelassenheit im Umgang mit den Betroffenen. Denn diese leiden darunter und fühlen sich belastet schuldig, wenn sie merken, dass Mütter fast verzweifeln. Am hilfreichsten ist es, wenn Mütter ebenso professionelle Hilfe in Anspruch nehmen, um sich selbst zu stärken und eventuell eigene Defizite aufzuarbeiten.

Wie können Väter unterstützen?

Väter tun sich oft sehr schwer, Essstörungserkrankungen zu verstehen. Sie können gerade in Anfangsphasen recht unsensibel mit Aussagen wie „Dann iss halt endlich was Gescheites! Jeder Mensch muss essen!“ noch mehr verstören. Oder sie verharmlosen das ungesunde Essverhalten gerne als pubertären Widerstand. Es kann für Betroffene allerdings auch hilfreich sein, wenn Väter oft gelassener bleiben und weniger Druck mit dem Essen machen.

In vielen Familien halten sich Väter aus emotionalen Auseinandersetzungen heraus und überlassen das primär den Müttern. Doch Betroffene brauchen gerade in den Zeiten der Autonomieentwicklung den Rückhalt der Väter und die Auseinandersetzung mit ihnen. Auch ist es wichtig, dass Väter sich in der Beziehungsgestaltung mit Betroffenen mehr einbringen und Mütter entlasten oder diese unterstützen, sich nicht zu sehr in den negativen Kreislauf der Gedanken, Befürchtungen und Anklagen hineinziehen zu lassen. Vor allem bei geschiedenen Eltern ist es wichtig, dass Väter sich mitverantwortlich fühlen beim Unterstützen des Gesundungsprozesses, denn für alleinerziehende Mütter ist die Anspannung und Herausforderung unerträglich belastend.

Welches Verhalten von Eltern oder Geschwistern kann hilfreich sein?

Für Eltern ist es wichtig, sich nicht in gegenseitigen Schuldzuweisungen zu verlieren, sondern sich einer jeweiligen Mitverantwortung bewusst zu sein. Dann wird es möglich, ehrlich daran zu arbeiten, was vielleicht schon lange unter den Teppich gekehrt wird. Unterstützend kann dabei auch Paartherapie sein. Denn Betroffene merken in ihrer Sensibilität subtile Spannungen und glauben oft, selbst dafür verantwortlich zu sein. Oder es wird ihnen ihre Wahrnehmung abgesprochen, weil man nicht über Probleme sprechen will. Das aber verunsichert Betroffene zutiefst.

Was das Essverhalten überhaupt in unserer Gesellschaft anbelangt, so hat sich durch die vermehrte Berufstätigkeit der Mütter in den letzten Jahrzehnten viel verändert. Gemeinsame Mahlzeiten sind meist nur abends oder am Wochenende möglich. Zu Beginn der Erkrankung fordern Betroffene ihre eigenen Essenspläne ein, und damit sie ja etwas essen, richtet sich der Rest der Familie danach oder die Mütter kochen doppelt, was aber trotzdem selten ermöglicht, dass die Betroffenen wirklich essen. Auch wenn Betroffene schon in Therapie sind, ist das Essen für sie jedes Mal wieder eine große Herausforderung, denn der kranke Anteil arbeitet ständig mit schlechtem Gewissen gegen den Wunsch, endlich mehr essen zu können.

Hier muss man noch einmal erklären, dass alle Betroffene – in welcher Form auch immer – diese kranke Stimme, diesen kranken Anteil als unglaublich belastend wahrnehmen und sie auch oft verzweifeln lässt, was sich in einem emotionalen Ausbruch entladen kann. Dies tut Betroffenen im Nachhinein sehr leid. Eltern mögen beobachten, wann sie wirklich mit ihrem Kind in Kontakt sind und auch einen leichteren liebevollen und verständnisvollen Zugang zu ihm finden oder wann der kranke Anteil das Regiment führt und Eltern dann umso klarer auf eigene Grenzen achten und diese auch artikulieren müssen.

Das bedeutet, dass man in der Familie jedenfalls eigene Essensvorlieben beibehalten muss, höchstens anpassen, was dem Genesungsprozess dienen könnte, aber sich keinesfalls den Vorgaben des kranken Anteils der Betroffenen ausliefern! Und das kann mitunter sehr, sehr schwierig sein. Daher ist das Abklären mit den Betroffenen, was an Unterstützung hilfreich sein könnte, immer wieder von Neuem wichtig!

Ein großes Thema unserer Zeit ist auch das übertriebene Sportbedürfnis, das nicht nur in den Sozialen Medien und durch spezielle Uhren vorgegeben, sondern auch von vielen Eltern vorgelebt wird. Dieses Verhalten bei sich selbst infrage zu stellen und auf ein persönliches, gesundes, normales Maß zu reduzieren, kann auch ermöglichen, das zumeist übertriebene Bewegungsbedürfnis von Betroffenen in die Schranken zu weisen. Auch in diesem Punkt braucht es Klarheit von Beginn der Therapie an.

Warum können Eltern- und Angehörigenabende hilfreich sein?

Essstörungserkrankungen belasten Familien, Beziehungen und Freundschaften sehr. Der rote Faden, der sich im Verhalten der Betroffenen zeigt, ist ein sehr ähnlicher. Auch wenn Eltern glauben, ihre Verzweiflung sei nur bei ihnen zu Hause, so erfahren sie an diesen Abenden, dass alle Eltern oder Partner:innen mit unglaublichen Herausforderungen und Leid konfrontiert sind. Sie fühlen sich gehört, verstanden und auch entlastet, wenn sie von den leitenden Therapeut:innen konstruktive Verhaltensempfehlungen bekommen. Auch der Austausch untereinander ist so wichtig, denn Eltern oder Partner:innen können sich gegenseitig ein ehrliches Korrektiv geben, und sie können voneinander lernen, weil so manche im Laufe der Zeit neue Möglichkeiten gefunden haben, unterstützender mit Erkrankten umzugehen.

Hängt zu Beginn des Abends aufgrund der einzelnen Geschichten eine Schwere im Raum, so gehen die meisten mit hilfreichen Erkenntnissen, Hoffnung und mehr Zuversicht nach Hause und werden es den Betroffenen auch nicht vorenthalten, dass sie sich Hilfe geholt haben.

Erkenntnisse der Abende sind:

- → Es braucht Geduld, Geduld und immer wieder Geduld.
- → Man muss sich und den Betroffenen immer wieder erneut die Hoffnung vermitteln, dass sie auch wieder gesunden.
- → Man darf die Krankheit hassen, muss aber mit den Betroffenen in liebevoller Zuwendung verbleiben.
- → Man muss auf eigene Grenzen achten und diese auch mutig artikulieren.
- → Man versteht die Ambivalenz („Ich will gesund werden, aber möglichst wenig zunehmen!“) der Betroffenen besser.
- → Man will sich bemühen, zu differenzieren, ob man mit den Betroffenen in Kontakt ist oder ob die kranke Stimme das Regiment führt.
- → Es ist wichtig, auch eigene Bedürfnisse wahrzunehmen, zu artikulieren und zu erfüllen!!!
- → Es kann hilfreich sein, sich selbst regelmäßige Beratungsgespräche zu gönnen.
- → Das Thema der Spannung zwischen Autonomie und Zugehörigkeit wird besser verstanden.

Manchmal wünschen sich sogar Betroffene, dass Eltern oder Partner:innen diese Abende besuchen, und hoffen dabei auch, besser mit ihrer Krankheit verstanden zu werden.

Was tun, wenn Betroffene die Therapie abbrechen wollen?

Wichtig ist, dass Eltern den Betroffenen ihren ganz geschützten Raum lassen und möglichst wenig nach den Therapiestunden fragen, wie es ihnen ergangen ist. Meist ist den Betroffenen ein entspanntes Verhalten anzumerken, das aber auch nicht allzu lange anhält. Allen Betroffenen ist ein recht ambivalentes Gefühl eigen. Einerseits sind sie erleichtert, wenn sie kompetente Unterstützung bekommen, aber andererseits haben sie oft Panik, dass sich ihr Gewicht zu schnell verändern könnte. Das kann dann zum Widerstand gegen die Therapie führen. Da braucht es vor allem verständnisvolle, aber auch klärende Gespräche. Nämlich Verständnis dafür, dass es für Betroffene eine große Herausforderung ist, sich auf diesen Prozess einzulassen, und dass es auch Zeit braucht, wirklich sich und der Therapie vertrauen zu lernen. Hilfreich kann es dabei sein, Betroffene zu unterstützen, das Augenmerk darauf zu legen, neugierig auf sich zu sein, was alles in ihnen zum Bewusstsein und Ausdruck gebracht werden will. Aber letztlich muss es auch klar sein, dass Psychotherapie ein notwendiger Teil des Genesungsprozesses ist.

Für Eltern oder Partner:innen kann die Auseinandersetzung mit dem Abbruch einer Therapie sehr verstörend sein, weil sie Angst haben, die Krankheit könnte chronisch verlaufen oder womöglich zum Tod führen. Deshalb kann sich der Druck auf Betroffene wieder verstärken, was jedoch kontraproduktiv wäre. Aber Betroffene wollen ernst genommen und gehört werden, und es tut ihnen gut, wenn ihnen Angehörige vermitteln können, dass sie alle das Ihre beitragen und unablässig den Veränderungs- und Genesungsprozess unterstützen wollen.

Die Angst vor einem tödlichen Ausgang der Essstörungserkrankung nimmt Angehörige von Beginn an in einen Bann. Aber je mehr sie Druck wegen einer möglichst schnellen ärztlichen und psychotherapeutischen Behandlung machen, desto mehr erleben sie Widerstand der Betroffenen, die diese Angst nicht an sich heranlassen.

Aber gerade wenn die Krankheit schon sehr fortgeschritten, das Körpergewicht schon bedrohlich niedrig ist und Betroffene, die inzwischen über 18 Jahre alt sind, immer noch keine Einsicht haben, dass sie Hilfe brauchen und ärztliche Hilfe ablehnen, ist das für Angehörige zum Verzweifeln. Wenn Lebensgefahr besteht, braucht es in Österreich den Amtsarzt, der in die Psychiatrie einweist, wo mit Zwangsernährung behandelt wird. Besser wäre es, die Betroffenen würden einer Sondennahrung zustimmen und könnten im Krankenhaus aufgepäppelt werden, bis sich das Gewicht soweit stabilisiert hat, dass eine Psychotherapie kognitiv überhaupt möglich ist.

Deshalb muss man gerade an dieser Stelle erwähnen, wie wichtig es ist, als Eltern schon von den ersten Beobachtungen einer Essensveränderung wachsam zu sein und durch liebevolle Gespräche Betroffene zu unterstützen, dass sie mit ihren Unzulänglichkeiten auf gesunde Art umzugehen lernen.

Selbst-
reflexion
ist der
Schlüssel!

„Frau Matkovits, Sie haben es geschafft, Sie sind gesund. Seien Sie stolz auf sich, ich habe selten eine so disziplinierte, kämpferische Person erlebt. Keine Stunde verpasst, jede Chance genützt."

Diese Worte meines Psychiaters nach knapp eineinhalb Jahren Therapie werde ich nie vergessen. Er hatte recht, ich habe es geschafft. Ich habe aufgehört, gegen mich zu arbeiten, mich selbst zu verletzen und begonnen, für mich zu kämpfen.

Auf diese Leistung bin ich tatsächlich stolz, sie ist meine größte Errungenschaft bis jetzt, und ich bin froh, dass ich dieses Gefühl des Stolzes auch endlich fühlen kann.

Wenn ich an die Zeiten denke, überkommt mich auch jedes Mal ein Gefühl von unendlicher Dankbarkeit. Ohne die Unterstützung meiner Familie, meiner Freund:innen und Therapeut:innen hätte ich den Ausweg aus dieser lebensbedrohlichen Krankheit sicher nicht gefunden. Sie alle haben mir geholfen, von einem Leben in Enge in ein Leben in Fülle zu finden!

Ein Leben in Fülle bedeutet nicht, dass es nicht auch schwierige Zeiten gibt. Das Leben hat alle Farben zu bieten, helle Momente genauso wie dunkle.

Die Therapie hat mir aber geholfen, mit den dunklen Momenten anders umzugehen.

Ich habe eine Art Werkzeugkiste in die Hand bekommen, mit der ich an schlechten Tagen arbeiten kann. Wichtig ist, dass ich mir selbst eine gute Freundin bin und ich mich bzw. meinen Körper nicht durch Hungern bestrafe.

Nach Abschluss meiner Therapie ging mein Berufsleben erst so richtig los, es gab sowohl beruflich als auch privat zahlreiche Höhen und Tiefen. So, wie das Leben nun mal spielt.

In stressigen Situationen greife ich gerne zu Schokolade oder belohne mich mit Pizza am Abend. Mein Körper braucht Energie und soll alles bekommen, was er benötigt. Denn mein Körper ist, ich selbst bin mein größtes Kapital.

Dass ich trotz so mancher Tiefschläge nie wieder auf die Idee gekommen bin zu hungern, erfüllt mich mit einem Gefühl von Selbstvertrauen und Stärke.

Diese Stärke habe ich mir selbst mühselig erarbeitet, mit unzähligen, tränenreichen und schonungslos ehrlichen Therapiestunden. Ich. Für mich.

Diese Stunden waren sicher auch ein entscheidender Faktor für meine bisherige Karriere und mein privates Glück. Ich habe gelernt, Situationen zu reflektieren, meine Bedürfnisse wahrzunehmen und zu artikulieren. Mich selbst zu kennen erleichtert viele zwischenmenschliche Beziehungen. So sprechen mein Mann und ich stets aus, was uns beschäftigt und bewegt und können bestmöglich aufeinander eingehen. Selbstreflexion ist meiner Meinung nach der Schlüssel zum Erfolg.

Wenn ich merke, dass ich es allein nicht schaffe, mit gewissen Themen umzugehen, hole ich mir auch weiterhin Hilfe. So kommt es immer wieder vor, dass ich mir eine Stunde bei Brigitte gönne. Das mache ich für mich selbst, deshalb ist „gönnen" auch die richtige Wortwahl, denn ich tue mir etwas Gutes.

So wie am Anfang des Buches beschrieben, weiß ich, dass es ein Privileg ist, dass ich diese Therapie durch Unterstützung meiner Eltern finanzieren konnte. Umso mehr hoffe ich, dass Essstörungen bald kein Tabuthema mehr sein werden und die entsprechenden Entscheidungsträger die notwendigen Ressourcen bzw. Mittel für die Behandlung bereitstellen.

Ich hoffe, dass dieses Buch seinen Beitrag dazu leistet und klar wird, dass Essstörungen keine „pubertierende Phase“ oder ein „Hype“ sind. Es handelt sich um eine Krankheit, die viele ein Leben lang begleitet oder gar umbringt.

Umso schöner, wenn der Weg durch externe Hilfe in ein selbstbestimmtes, freies Leben gelingt!

PS

von Sophie:

Jedes Mal, wenn ich an diesem Buch schreibe, muss ich nebenbei essen. Offenbar sagt mir mein gesundes Ich, dass ich sehr gut auf mich aufpassen muss und diese Gedanken an meine frühere Krankheit nicht gut für mich sind. Ich freue mich darüber!

von Brigitte:

Und ich freue mich und bin dankbar dafür, dass unser gemeinsamer Weg zu dem Ziel geführt hat, dass Sophie in ihre Kraft, Handlungsfreiheit und Lebensfreude zurückgefunden hat.

ICH BIN
DEN WEG
GEGANGEN
UND ICH
HABE ES
GESCHAFFT.

HEUTE BIN ICH EINE GLÜCKLICHE, MUTIGE UND GESUNDE FRAU!

Thank you for reading!

Möchten Sie mit den Autorinnen in Kontakt treten?
Wir freuen uns auf Austausch und Anregung unter
leserstimme@styriabooks.at oder www.intakt.at
Inspirationen, Geschenkideen und gute Geschichten
finden Sie auf www.styriabooks.at

ISBN 978-3-7088-0816-1

Bücher aus der Verlagsgruppe Styria gibt es
in jeder Buchhandlung und im Online-Shop
www.styriabooks.at

Projektleitung und Lektorat: Ulli Steinwender, Kate Reiserer
Cover- und Buchgestaltung: Buero Blank,
Caroline Plank-Bachselten
Illustration: Hugo Lenhard-Backhaus
Korrektorat: Arnold Klaffenböck
Fotos: © Lisa Leutner
Druck und Bindung: Graspo
Printed in the EU
7 6 5 4 3 2 1